>>> 护理学实践能力训练教程

健康评估
实训与学习指导

主编　王璋琳　余玺

郑州大学出版社

图书在版编目(CIP)数据

健康评估实训与学习指导 / 王璋琳，余玺主编. — 郑州：郑州大学出版社，2022. 12

护理学实践能力训练教程

ISBN 978-7-5645-9209-7

Ⅰ. ①健… Ⅱ. ①王…②余… Ⅲ. ①健康 - 评估 - 高等学校 - 教学参考资料 Ⅳ. ①R471

中国版本图书馆 CIP 数据核字(2022)第 206355 号

健康评估实训与学习指导

JIANKANG PINGGU SHIXUN YU XUEXI ZHIDAO

策划编辑	陈文静	封面设计	苏永生
责任编辑	吕笑娟	版式设计	凌　青
责任校对	张　楠	责任监制	李瑞卿

出版发行	郑州大学出版社	地　　址	郑州市大学路 40 号(450052)
出 版 人	孙保营	网　　址	http://www.zzup.cn
经　　销	全国新华书店	发行电话	0371-66966070
印　　刷	郑州宁昌印务有限公司		
开　　本	787 mm×1 092 mm　1 / 16		
印　　张	9.5	字　　数	224 千字
版　　次	2022 年 12 月第 1 版	印　　次	2022 年 12 月第 1 次印刷

书　　号	ISBN 978-7-5645-9209-7	定　　价	30.00 元

编委名单

主　审　吴玉红

主　编　王璋琳　余　玺

编　者　（以姓氏笔画排序）

王璋琳　刘晓慧

余　玺　魏梦薇

前　言

健康评估作为护理学专业的核心课程，同时也是一门实践性很强的课程。为了适应护理高等教育的不断发展，促进学生职业技能的提高，更好地培养学生健康评估实践能力和临床思维能力，我们编写了本书，供护理学专业师生教学使用，同时也是广大临床医务人员的参考用书。

本书主要包括健康史采集与常见症状问诊、体格检查、心电图检查、综合实训四个部分。每个部分设有案例导入、实训目的、护理评估、操作流程、注意事项、评分标准、测一测、知识拓展等模块。本书在内容和形式上有以下特点。①实用性：以案例导入为开端，学生能够将实训内容融入临床情境中，将理论和实践做到有机结合，强化学生在掌握技能的同时思考检查的目的和临床意义，让实训课堂更贴近临床，训练学生对知识的综合能力和临床思维，增强学生的自主学习能力和团队合作能力。②表格化：操作流程模块将操作内容以表格的形式呈现出来，重点突出，操作清晰明了，便于学生迅速掌握，既保证了知识点的完整性，又使繁杂的内容变得直观、有序，方便学生查阅学习。此外，表格化的评分标准让学生有针对性练习检验学习效果，有利于调动学生学习的主动性。③注重德育：在实训目的、操作流程和评分标准中加入人文素养的考核，强化学生的职业素养；通过知识拓展发散学生思维，拓展学生学习视野，以培养德才兼备的护理人才作为根本任务。

本书在编写的过程中得到了临床教师的大力帮助，力求实训技能与临床实践更紧密地契合。全体编者都以高度认真、负责的态度参与了编写工作。鉴于水平有限，内容可能存在不足之处，恳请大家给予意见和建议，以求进一步改进和完善。

编者

2022 年 9 月

目　录

第一部分　健康史采集与常见症状问诊

第二部分　体格检查

第三部分　心电图检查

第四部分　综合实训

第一部分

健康史采集与常见症状问诊

实训一

健康史采集

【案例导入】

患者,女,54 岁。因“反复发热、鼻塞 2 个月余”入院。患者于 2 个月前无明显诱因出现反复发热,最高体温达 38.6 ℃,自服退热药后可缓解。同时伴右侧鼻塞,偶有咽痛,无乏力、盗汗。

问题:

1. 作为责任护士,对该患者进行问诊时需要收集哪些健康史资料?
2. 问诊过程中需要注意哪些沟通技巧?
3. 如何正确书写主诉和现病史?

【实训目的】

1. 掌握健康史采集的内容、问诊的方法和沟通技巧。
2. 理解健康史采集的目的和临床意义。
3. 能够熟练地运用采集资料的方法和沟通技巧进行全面的健康史采集,提出相关护理诊断及其相关因素,并书写首次入院护理评估单。
4. 具有保护患者隐私,关心、尊重患者的人文关怀精神,具有与患者进行有效沟通的能力。

【护理评估】

1. 护士准备　着装整洁、修剪指甲、洗手、戴口罩。
2. 患者准备　核对,解释以取得合作,协助取合适体位。
3. 用物准备　记录单、笔等。
4. 环境准备　病室环境温暖,安静,宽敞、明亮,安全,整洁。

【操作流程】

见表 1-1。

表 1-1　健康史采集操作流程

操作步骤	要点说明
自我介绍与解释沟通	“您好,我是您的责任护士××,请告诉我您的床号、姓名好吗?”“因为您刚入院,我需要收集您的病情资料,以便为您提供更全面的护理,请您配合。”

续表 1-1

操作步骤	要点说明
一般资料	患者的姓名、性别、年龄、职业、民族、籍贯、婚姻状况、文化程度、宗教信仰、家庭住址及联系电话、医疗费用支付方式、入院时间、入院诊断、入院类型、入院方式、资料来源、资料可靠程度及收集资料的时间等
主诉	主诉是患者感觉最主要、最明显的症状或体征及其持续时间,即患者此次就诊的主要原因
现病史	1. 起病情况与患病时间　起病情况是指起病缓急及在何种情况下发生,要问清起病的地点、环境;患病时间指自起病至就诊或入院的时间
	2. 病因与诱因　指与本次发病有关的病因和诱因
	3. 主要症状特点　包括症状出现的部位、性质、持续时间、发作频率、严重程度及有无使其加重或缓解的因素等
	4. 伴随症状　指与主要症状同时或随后出现的其他症状,了解主要症状与伴随症状之间的关系
	5. 病情的发展与演变　指患病过程中主要症状的变化或新出现的症状
	6. 诊疗和护理经过　指患者发病后到入院前,曾在何时何地接受了哪些诊疗及护理措施,做了哪些检查,诊断为何种疾病,用了哪些药物,应详细记录药名、剂量、用法、疗效、不良反应等
日常生活状况	1. 饮食与营养状况　平时饮食习惯(饮食种类、量,每日进餐次数等)、近期食欲、饮水情况、近期体重变化等
	2. 大小便状况　大小便次数、性状、量、颜色、气味,有无异常,有无辅助排便、排尿等措施
	3. 休息与睡眠状况　有无睡眠异常,如入睡困难、多梦、失眠、早醒,是否需要借助药物或其他方式辅助入睡
	4. 日常生活活动与自理能力　活动耐力情况,从事进食、穿衣、洗漱、如厕、做饭、购物等日常生活的自理能力
既往史	1. 既往的健康状况及曾患疾病　重点了解与现在疾病有密切关系的疾病
	2. 有无急、慢性传染病史及传染病接触史　若有应详细询问患病名称及时间、主要临床表现、诊疗经过、疾病控制情况等
	3. 预防接种史　详细询问预防接种史
	4. 有无外伤史、手术史、输血史　若有应详细询问发生时间、原因、诊疗经过及转归等
	5. 有无过敏史　若有应详细询问对何种食物、药物或接触物过敏,过敏发生时间,过敏反应的具体表现和处理过程

续表 1-1

操作步骤	要点说明
个人史	1. 出生及成长情况　出生地及久居地，职业与工作条件，有无工业毒物、粉尘、放射性物质接触史等
	2. 月经史　育龄期女性的月经情况，如初潮年龄，月经周期，经期天数，月经量、色，经期反应，有无痛经等；已绝经女性的绝经情况，如绝经年龄
	3. 婚育史　婚姻状况、结婚年龄、配偶健康状况、妊娠与生育情况、人工流产或自然流产情况，有无生殖系统疾病等
	4. 生活习惯及嗜好　有无烟、酒、毒物等嗜好，若有应详细询问接触烟、酒、毒物的时间、量、种类，有无戒除等
	5. 冶游史　有无冶游史
家族史	了解直系亲属，如父母、兄弟姐妹、子女的健康、疾病状况，有无家族性、遗传性、传染性疾病等。如亡故，应问明死因及年龄
心理社会状况	包括自我概念、认知功能、情绪、对疾病的认知、应激与应对、价值观与信念、职业状况、生活与居住环境、家庭关系等

【注意事项】

1. 注意使用适宜的称呼语，不宜直呼其名或床号，尽量直接询问患者。

2. 若资料来源不是患者本人，应注明与患者的关系。

3. 应明确症状开始的确切时间，根据时间顺序询问病情的发展与演变，避免资料的遗漏。

4. 询问不同病史资料时，注意使用过渡语言，使患者明确采集不同病史资料的目的。如从现病史转为询问既往史前，这样过渡："刚刚我们谈的是您此次发病的情况，现在我需要了解一下您以前的健康状况，以便判断和您目前疾病的关系。"

5. 问诊时应尽量采用开放式提问，少用闭合式提问；恰当运用肯定、鼓励、赞扬，表现出接受和尊重的态度，使患者受到鼓舞而积极提供信息；避免诱导性、逼问性、责难性、连续性提问；避免无计划地重复性提问。另外还要注意非语言性沟通技巧的运用，如恰当地注视患者、适当的面部表情、点头示意、身体前倾等，使患者感到轻松自在，易于交流。

6. 与患者交谈时应避免使用医学术语，使用常人易懂的、熟悉的词语代替难懂的医学术语。

7. 注意把握问诊进度，若患者谈论内容与病史无关，注意礼貌地引导患者回到正题。

8. 每一类病史资料评估结束时，应及时归纳总结，避免遗漏；对有疑问、矛盾的信息及时核实，尽可能保证病史准确。

9. 问诊结束时，使用适当的结束语表示问诊结束，并告知下一步的治疗或护理安排。

10. 书写主诉时应高度概括、简明扼要，要体现主要症状或体征、性质、时间三要素，一般不超过 20 个字；如果主诉包括前后不同时间出现的几个症状，则应按其发生的先后顺序排列。

11. 现病史应围绕主诉的发生时间和特点进行描述，时间要与主诉一致；书写现病史时应注意逻辑清晰、层次分明，按照疾病的发展和演变描述。

12. 书写既往史时，与本次疾病无关，且无须治疗的疾病应简要记录在既往史中；如存在需要治疗者，可在现病史后分段记录。

【评分标准】

见表1–2。

表1–2　健康史采集评分标准

<table>
<tr><th colspan="2">项目</th><th>考核内容</th><th>分值</th><th>得分</th><th>说明</th></tr>
<tr><td rowspan="3">素质要求
（3分）</td><td>仪表举止</td><td>仪表大方，举止端庄</td><td>1</td><td></td><td></td></tr>
<tr><td>服饰</td><td>服装、鞋帽整洁，着装符合要求</td><td>1</td><td></td><td></td></tr>
<tr><td>报告内容</td><td>考生报告号码及考试项目
语言流畅，态度和蔼，面带微笑</td><td>1</td><td></td><td></td></tr>
<tr><td rowspan="4">问诊前准备
（7分）</td><td>患者</td><td>核对患者，评估患者状况，征得患者同意使之愿意合作</td><td>2</td><td></td><td></td></tr>
<tr><td>环境</td><td>温、湿度适宜，安静，整洁，光线适中</td><td>1</td><td></td><td></td></tr>
<tr><td>用物</td><td>用物准备齐全</td><td>2</td><td></td><td></td></tr>
<tr><td>护士</td><td>修剪指甲、洗手、戴口罩</td><td>2</td><td></td><td></td></tr>
<tr><td rowspan="15">问诊过程
（65分）</td><td>一般资料</td><td>姓名、性别、年龄、民族、婚姻、文化程度、职业、宗教信仰、医疗费用问题、通讯地址、单位及联系方式等</td><td>2</td><td></td><td></td></tr>
<tr><td>主诉</td><td>来就诊最主要、最明显的症状或体征及其持续时间</td><td>3</td><td></td><td></td></tr>
<tr><td rowspan="6">现病史</td><td>起病情况与患病时间</td><td>3</td><td></td><td></td></tr>
<tr><td>病因与诱因</td><td>3</td><td></td><td></td></tr>
<tr><td>主要症状特点</td><td>3</td><td></td><td></td></tr>
<tr><td>伴随症状</td><td>3</td><td></td><td></td></tr>
<tr><td>病情的发展与演变</td><td>3</td><td></td><td></td></tr>
<tr><td>诊疗和护理经过</td><td>3</td><td></td><td></td></tr>
<tr><td rowspan="4">日常生活状况</td><td>饮食与营养状况</td><td>3</td><td></td><td></td></tr>
<tr><td>大小便状况</td><td>3</td><td></td><td></td></tr>
<tr><td>休息与睡眠状况</td><td>3</td><td></td><td></td></tr>
<tr><td>日常生活活动与自理能力</td><td>3</td><td></td><td></td></tr>
<tr><td rowspan="3">既往史</td><td>患病史、住院史</td><td>3</td><td></td><td></td></tr>
<tr><td>传染病史</td><td>3</td><td></td><td></td></tr>
<tr><td>预防接种情况</td><td>3</td><td></td><td></td></tr>
</table>

续表 1-2

项目		考核内容	分值	得分	说明
问诊过程（65 分）	既往史	外伤史、手术史、输血史	3		
		过敏史	3		
	个人史	出生及成长情况	2		
		月经史	2		
		婚育史	2		
		生活习惯及嗜好	2		
		冶游史	2		
	家族史	家庭成员健康情况，家族是否有同类疾病史，有无传染病史，或是否有遗传性疾病	2		
	心理社会状况	询问患者患病后的心理社会状况	3		
问诊后处理（10 分）	安置整理	协助患者整理衣物，取舒适体位	1		
		整理床单位和用物	1		
	洗手记录	洗手	1		
		正确记录	7		
综合评价（10 分）		问诊规范、熟练、全面	5		
		沟通有效，以患者为中心，态度和蔼，体现人文关怀	5		
提问（5 分）			5		
总分（100 分）			100		

【测一测】

1. 最准确、最可靠的健康资料来源是（　　）

A. 患者　　B. 医生　　C. 护士

D. 陪护　　E. 病友

2. 可使用医学术语的是（　　）

A. 记录客观资料时　　B. 记录主观资料时　　C. 与患者家属交谈时

D. 与患者交谈时　　E. 以上均可

3. 下列不符合主诉要求的是（　　）

A. 上腹部疼痛反复发作 3 年，加重 2 h

B. 尿急、尿频、尿痛 2 d

C. 活动后心慌、气短 2 年，下肢水肿半个月

D. 反复咳嗽、咳痰、喘息 20 年，加重 2 年

E. 反复发作的右侧头痛

4. 下列关于主诉的描述，不正确的是（　　）

A. 患者最主要、最痛苦的感受　　B. 患者最明显的症状或体征

C. 医护人员对患者的诊断用语
D. 患者本次就诊的原因
E. 患者检查的阳性结果

5. 下列问诊方法正确的是(　　)
A. 您头痛发作时有恶心、呕吐吗
B. 您上腹部疼痛时向右肩放射吗
C. 您胸痛时还有别的不舒服吗
D. 您是不是下午发热
E. 您有里急后重吗

【知识拓展】

功能性健康型态

功能性健康型态是马尔若·戈登(Marjory Gordon)于1987年提出的,涉及生理、心理和社会的11个功能型态。由于该模式充分体现了整体护理的理念,具有鲜明的护理专业特点,并有助于护理诊断的确定,作为收集和组织健康评估资料的主要理论框架,受到护理专业人员的普遍认可。包括:①健康感知与健康管理型态。②营养与代谢型态。③排泄型态。④活动与运动型态。⑤睡眠与休息型态。⑥认知与感知型态。⑦自我概念型态。⑧角色与关系型态。⑨性与生殖型态。⑩压力与压力应对型态。⑪价值与信念型态。

(余　玺)

实训二

发热问诊

【案例导入】

患儿,3 岁。发热、咽痛 3 d。3 d 前淋雨受凉后出现畏寒、寒战。当晚发热,体温 39.8 ℃,诉头痛、喉痛,烦躁,不能入睡。次日,患儿精神差,有恶心、呕吐。入院前半小时突发惊厥而急诊入院。尿量少,颜色深。

体格检查:体温(T)41.2 ℃,呼吸(R)30 次/min,脉搏(P)116 次/min,血压(BP)106/80 mmHg。嗜睡,面色潮红,口唇干燥,咽部充血明显,双侧扁桃体Ⅱ度肿大,表面有脓点。两肺呼吸音正常。

初步诊断:急性扁桃体炎。

问题:

1. 该患儿发热的原因可能是什么?
2. 发热对该患儿的影响表现在哪些方面?
3. 对该患儿进一步问诊的重点内容有哪些?
4. 根据案例提供的资料,该患儿的初步护理诊断有哪些?

【实训目的】

1. 掌握问诊的内容、方法与技巧,发热患者的评估要点。
2. 理解发热的病因和发病机制。
3. 能够全面收集发热患者病史资料,提出相关护理诊断及其相关因素,并正确书写首次入院护理评估单。
4. 具有保护患者隐私,关心、尊重患者的人文关怀精神,具有与患者进行有效沟通的能力。

【护理评估】

1. 发热特点　起病急缓,发病的时间,每次发热的持续时间,发热的程度、热程、热型,以及伴随症状;发热加重或缓解的因素;有无其他伴随症状。

2. 病因与诱因　有无与发热有关的疾病史、感染性疾病患者接触史,有无明显的诱因,如疲劳、受凉。

3. 发热对患者的影响　高热期有无恶心、呕吐、谵妄或幻觉,小儿有无惊厥;体温下降期有无脱水;有无因发热影响饮食、睡眠、大小便、自理能力、日常活动、工作和社会交往;有无焦虑、恐惧等心理情绪,家庭支持情况。

4. 诊疗与护理经过　已接受的辅助检查项目及结果,已采用的治疗或护理措施,包括是否接受抗生素或降温治疗,所用药物名称、剂量、频率、给药途径及效果。

【操作流程】

见表1–3。

表1–3　发热问诊操作流程

操作步骤	要点说明
问诊准备	1. 环境　安静，整洁，温、湿度适宜，并具有私密性
	2. 护士　洗手，戴口罩
	3. 用物　首次入院护理评估单、笔
	4. 患者　理解问诊目的，愿意合作，采取舒适体位
	5. 素质要求　着装整洁，语言柔和，举止端庄
自我介绍与解释沟通	“您好，我是您的责任护士××，请告诉我您的床号、姓名好吗？”“因为您刚入院，我需要收集您的病情资料，以便为您提供更全面的护理，请您配合。”
临床表现特点	1. 起病时情况　发热是从什么时候开始的？什么情况下发生的？
	2. 体温变化情况　体温最高时有多少摄氏度？持续了多长时间？体温变化有什么规律？
	3. 伴随症状　发热时伴有哪些不适？
对患者的影响	1. 食欲　发热以来，食欲有无改变？
	2. 恶心、呕吐　是否出现过恶心、呕吐？有几次？呕吐物的颜色、气味和性状是怎样的？
	3. 体重　发热以来，体重有无下降？下降了多少？
	4. 脱水　是否有大量出汗的时候？出汗时是否感觉口渴？每天饮水量多少？
	5. 意识变化　发热时是否出现过幻觉或乱语（可询问家属）？
	6. 小儿高热惊厥　发热时，小孩是否出现过抽搐、两眼发直或意识丧失等表现？
病史与诱因	曾患哪些疾病？有无受过外伤、做过大手术？接受过哪些检查？结果如何？
诊断、治疗与护理经过	发热后服用过哪些药物？服用剂量是多少？用药多长时间了？疗效如何？有无不良反应？采取过哪些降温措施？效果如何？
问诊后	问诊完毕，协助患者取舒适体位，整理床单位。洗手，对收集的资料进行归纳、整理，填写首次入院护理评估单

【注意事项】

1. 问诊内容应通俗易懂，避免使用专业术语。
2. 患者为儿童或有认知功能障碍时，护士应向其家属或主要照顾者核实信息。

【相关护理诊断】

1. 体温过高　与病原体感染、肿瘤细胞的高度增殖有关。
2. 体液不足　与体温下降期出汗过多和（或）体液摄入不足有关。

3. 营养失调:低于机体需要量　与长期发热所致机体物质消耗增加和(或)营养物质摄入不足有关。

4. 口腔黏膜受损　与发热所致口腔黏膜干燥有关。

5. 焦虑　与担心疾病预后不良、长期发热不愈有关。

6. 潜在并发症　意识障碍、惊厥。

【评分标准】

见表1-4。

表1-4　发热问诊评分标准

项目		考核内容	分值	得分	说明
素质要求(3分)	仪表举止	仪表大方,举止端庄	1		
	服饰	服装、鞋帽整洁,着装符合要求	1		
	报告内容	考生报告号码及考试项目 语言流畅,态度和蔼,面带微笑	1		
操作前准备(7分)	患者	核对患者,评估患者状况,征得患者同意使之愿意合作	2		
	环境	温、湿度适宜,安静,整洁,光线适中	1		
	用物	用物准备齐全	2		
	护士	修剪指甲、洗手、戴口罩	2		
问诊过程(65分)	临床表现特点	起病时情况	7		
		体温变化情况	7		
		伴随症状	6		
	对患者的影响	食欲	5		
		恶心、呕吐	5		
		体重	5		
		脱水	5		
		意识变化	5		
		小儿高热惊厥	5		
	病史与诱因	与发热有关的疾病史,有无明显的诱因	5		
	诊断、治疗与护理经过	已接受的辅助检查项目及结果	5		
		已采用的治疗或护理措施	5		
问诊后处理(10分)	安置整理	协助患者整理衣物,取舒适体位	1		
		整理床单位和用物	1		
	洗手记录	洗手	1		
		正确记录	7		

续表 1-4

项目	考核内容	分值	得分	说明
综合评价(10 分)	问诊规范、熟练、全面	5		
	沟通有效,以患者为中心,态度和蔼,体现人文关怀	5		
提问(5 分)		5		
总分(100 分)		100		

【测一测】

1. 发热最常见的原因是(　　)

A. 病原体感染　　B. 内分泌与代谢障碍　　C. 自主神经功能紊乱

D. 体温调节中枢功能失调　　E. 无菌性坏死性物质吸收

2. 体温持续在 39 ~ 40 ℃以上数天或数周,24 h 以内波动范围不超过 1 ℃,称之为(　　)

A. 弛张热　　B. 间歇热　　C. 回归热

D. 稽留热　　E. 波状热

3. 患者,男,22 岁。畏寒、发热 1 周,每天体温最高达 40 ℃左右,最低温度 37.8 ℃左右。该热型属于(　　)

A. 弛张热　　B. 间歇热　　C. 回归热

D. 稽留热　　E. 波状热

【知识拓展】

热射病

热射病是高温相关急症中最严重的情况,即重症中暑,是由于暴露在高温、高湿环境中身体调节功能失衡,产热大于散热,导致核心温度迅速升高,超过 40 ℃,伴有皮肤灼热、意识障碍(如谵妄、惊厥、昏迷)及多器官功能障碍的严重致命性疾病,是中暑最严重的类型,一旦发生,死亡率极高。热射病发生的主要原因是对高温环境适应不充分。在大气温度较高(>32 ℃)、湿度较大(>60%)和无风的环境中,长时间工作或强体力劳动,又无充分防暑、降温措施时,缺乏对高热环境适应者易发生热射病。热射病可能危及生命,病死率为 20% ~70%,在 50 岁以上患者中可高达 80%。处理方法为首先将患者转移到阴凉的地方,拨打急救电话,并迅速给患者降温。如将患者浸泡在浴缸的凉水里;将患者放在凉水淋浴下;将凉水喷洒在患者身上;用凉水擦拭患者的身体;凉湿毛巾或冰袋冷敷头部、腋下及大腿根部;天气干燥时,将患者裹在凉水浸湿的单子或衣物里用风扇猛吹等。患者肌肉可能发生不自主的抽搐,遇到这种情况时,要避免患者伤害自己。不要在患者的嘴里放任何东西,不要试图给患者喂水。如果患者发生呕吐,使患者头偏向一侧,以确保其呼吸道通畅,避免误吸发生。

(余　玺)

实训三

水肿问诊

【案例导入】

患者,女,39 岁。乏力 2 个月,水肿 1 周。2 个月前无明显诱因出现乏力,活动后加重。1 周前出现眼睑及双下肢水肿。无尿量减少,无胸闷、气短,无黑蒙、晕厥,无呕血、黑便。未经任何诊治,未见好转,遂来就诊。患者现情绪低落,乏力明显。

体格检查:T 36.1 ℃,R 18 次/min,P 72 次/min,BP 106/60 mmHg。眼睑水肿,双肺呼吸音清,未闻及干、湿啰音,心率 72 次/min,心律齐,未闻及明显病理性杂音,腹平软,无压痛,肝、脾肋下未触及,双下肢轻度非凹陷性水肿。

辅助检查:甲状腺彩超示双侧甲状腺弥漫性病变;心电图及肝、脾、肾彩超未见异常;甲状腺功能检查示总甲状腺素(TT_4)≤30 μg/L、总三碘甲状腺原氨酸(TT_3)≤0.1 μg/L,游离三碘甲状腺原氨酸(FT_3)0.36 ng/L,游离甲状腺素(FT_4)36 ng/L,促甲状腺激素(TSH)135.84 mU/L,抗甲状腺过氧化物酶抗体(TPOAb)>1 300.0 kU/L,抗甲状腺球蛋白抗体(TGAb)>500.0 kU/L。

初步诊断:甲状腺功能减退症。

问题:

1. 该患者水肿的原因可能是什么?
2. 水肿对该患者的影响表现在哪些方面?
3. 对该患者进一步问诊的重点内容有哪些?
4. 根据案例提供的资料,该患者的初步护理诊断有哪些?

【实训目的】

1. 掌握问诊的内容、方法与技巧,水肿患者的评估要点。
2. 理解水肿的病因和发病机制。
3. 能够全面收集水肿患者病史资料,提出相关护理诊断及其相关因素,并正确书写首次入院护理评估单。
4. 具有保护患者隐私,关心、尊重患者的人文关怀精神,具有与患者进行有效沟通的能力。

【护理评估】

1. 水肿的特点 水肿起病急缓、持续时间(是持续性还是间歇性)、初始部位、发展顺序(是全身性或局限性)、性质(是否为对称性、凹陷性)、程度及局部的表现,与活动和体位的关系,水肿加重或缓解的因素;有无其他伴随症状,如心悸、气短、咳嗽、咳痰、咯血、头痛、头晕、胸痛、腹胀、腹痛、厌食、消瘦及尿量变化等。

2. 病因与诱因　有无与水肿有关的疾病史，如右心衰竭、肾炎、肾病综合征、肝硬化、甲状腺功能减退症、慢性消耗性疾病等，有无蛋白质摄入不足，有无使用激素类药物，女性患者还应询问水肿是否与月经及妊娠有关。

3. 水肿对患者的影响　近期体重变化，有无尿量减少，严重水肿者有无皮肤水疱、破溃或继发感染，严重全身性水肿者有无血压升高、脉搏增快、活动后呼吸困难，大量胸腔、腹腔积液者有无活动受限、强迫体位及呼吸困难。

4. 诊疗与护理经过　已接受的诊断性检查项目及结果，已采用的治疗或护理措施，包括每日水、钠摄入情况，以及有无应用利尿剂，药名、给药途径、剂量、疗效及不良反应。

【操作流程】

见表 1–5。

表 1–5　水肿问诊操作流程

操作步骤	要点说明
问诊准备	1. 环境　安静，整洁，温、湿度适宜，并具有私密性
	2. 护士　洗手，戴口罩
	3. 用物　首次入院护理评估单、笔
	4. 患者　理解问诊目的，愿意合作，采取舒适体位
	5. 素质要求　着装整洁，语言柔和，举止端庄
自我介绍与解释沟通	“您好，我是您的责任护士××，请告诉我您的床号、姓名好吗？”“因为您刚入院，我需要收集您的病情资料，以便为您提供更全面的护理，请您配合。”
临床表现特点	1. 起病时情况　水肿是从什么时候开始的？什么情况下发生的？水肿初起于什么部位？
	2. 水肿变化情况　按压后有什么反应？有没有向别的位置转移？累及哪些地方？发展速度快慢？水肿是否受体位影响？
	3. 伴随症状　水肿时是否伴有其他不适？具体有哪些？
对患者的影响	1. 体重与尿量　水肿以来，体重有无改变？有无尿量减少？
	2. 皮肤　水肿以来，是否出现皮肤破损？破损处是否发生感染？伤口修复情况如何？
	3. 其他　水肿以来有无血压升高、脉搏增快？活动后有无呼吸困难？
病史与诱因	1. 有过哪些疾病？有无心、肝、肾及内分泌疾病史？有无营养不良史？
	2. 是否接受过肾上腺皮质激素、睾酮、雌激素及其他药物治疗？
	3. 有无药物过敏史？女性需要问月经、婚育史
诊断、治疗与护理经过	1. 接受过哪些检查？结果如何？
	2. 水肿后服用过哪些药物？药名是什么？服用剂量是多少？用药多长时间？疗效如何？有无不良反应？
	3. 采取过哪些护理措施？效果如何？
问诊后	问诊完毕，协助患者取舒适体位，整理床单位。洗手，对收集的资料进行归纳、整理，填写首次入院护理评估单

【注意事项】

1. 注意鉴别患者是水肿还是肥胖。

2. 特别关注患者的体重变化和皮肤有无损伤。

【相关护理诊断】

1. 体液过多　与右心功能不全、肾脏疾病等所致水、钠潴留有关。

2. 皮肤完整性受损/有皮肤完整性受损的危险　与水肿所致组织、细胞营养不良有关。

3. 活动无耐力　与胸、腹腔积液所致呼吸困难有关；与心功能不全所致容量负荷过重有关。

4. 潜在并发症　急性肺水肿。

【评分标准】

见表1-6。

表1-6　水肿问诊评分标准

项目		考核内容	分值	得分	说明
素质要求（3分）	仪表举止	仪表大方，举止端庄	1		
	服饰	服装、鞋帽整洁，着装符合要求	1		
	报告内容	考生报告号码及考试项目 语言流畅，态度和蔼，面带微笑	1		
问诊前准备（7分）	患者	核对患者，评估患者状况，征得患者同意使之愿意合作	2		
	环境	温、湿度适宜，安静整洁，光线适中	1		
	用物	用物准备齐全	2		
	护士	修剪指甲、洗手、戴口罩	2		
问诊过程（65分）	临床表现特点	起病时情况	10		
		水肿变化情况	10		
		伴随症状	10		
	对患者的影响	体重	5		
		尿量	5		
		皮肤	5		
		其他	5		
	病史与诱因	与水肿有关的疾病史，有无明显的诱因	5		
	诊断、治疗与护理经过	已接受的辅助检查项目及结果	5		
		已采用的治疗或护理措施	5		

续表 1-6

项目		考核内容	分值	得分	说明
问诊后处理（10 分）	安置整理	协助患者整理衣物，取舒适体位	1		
		整理床单位和用物	1		
	洗手记录	洗手	1		
		正确记录	7		
综合评价（10 分）		问诊规范、熟练、全面	5		
		沟通有效，以患者为中心，态度和蔼，体现人文关怀	5		
提问（5 分）			5		
总分（100 分）			100		

【测一测】

1. 肾源性水肿者，其水肿常先出现于（　　）

A. 下肢　　B. 全身　　C. 眼睑

D. 胸腔　　E. 腹腔

2. 心源性水肿者，其水肿常先出现于（　　）

A. 腹腔　　B. 眼睑　　C. 全身

D. 胸腔　　E. 人体的最低部位

【知识拓展】

营养不良性水肿

营养不良性水肿是一种营养缺乏的特殊表现，患者由于长时间的负氮平衡，以致血浆白蛋白减少，胶体渗透压降低，以出现全身性水肿为其特征。特点是水肿发生前常有体重减轻等表现。皮下脂肪减少所致组织松弛、组织压降低，加重水肿。水肿常从足部开始逐渐蔓延全身。

（余　玺）

实训四

呼吸困难问诊

【案例导入】

患者,男,63岁。咳嗽、咳痰20余年,加重3 d。20余年前患者出现咳嗽、咳痰,以冬、春季节为甚,且逐年加重。近10年来出现心悸、气短,双下肢水肿。3 d前受凉后上述症状明显加重。现咳嗽、咳痰,痰量多,呈黏液脓性痰,不易咳出,气短、呼吸困难、发绀,不能平卧。有吸烟史35年,每日40支。

体格检查:T 37.8 ℃,R 22次/min,P 90次/min,BP 130/80 mmHg。口唇发绀,双肺呼吸音粗,双肺满布干、湿啰音,心率90次/min,心律齐,未闻及明显病理性杂音,腹平软,无压痛,肝、脾肋下未触及,双下肢凹陷性水肿。

辅助检查:肺CT示双肺炎性改变,肺气肿;血常规示白细胞计数(WBC)13×10^9/L,中性粒细胞百分比80%;血气分析示氧分压(PaO_2)55 mmHg。

初步诊断:慢性阻塞性肺气肿;急性大叶性肺炎。

问题:

1. 该患者出现呼吸困难的原因是什么?
2. 呼吸困难对患者造成了哪些影响?
3. 对该患者进一步问诊的重点内容有哪些?
4. 根据案例提供的资料,该患者的初步护理诊断有哪些?

【实训目的】

1. 掌握问诊的内容、方法与技巧,呼吸困难患者的评估要点。
2. 理解呼吸困难的病因和发病机制。
3. 能够全面收集呼吸困难患者病史资料,提出相关护理诊断及其相关因素,并正确书写首次入院护理评估单。
4. 具有保护患者隐私,关心、尊重患者的人文关怀精神,具有与患者进行有效沟通的能力。

【护理评估】

1. 呼吸困难的特点　起病情况、发病时间、有无节律性;呼吸困难的种类,是吸气性、呼气性还是混合性呼吸困难;能否平卧,夜间有无憋醒;持续时间,呼吸困难加重或缓解的因素;有无其他伴随症状,如发热、咳嗽、咳痰、咯血、胸痛等。

2. 病因与诱因　有无与呼吸困难有关的疾病史、用药史、吸烟史、粉尘接触史等,有无明确的诱因,呼吸困难是否与体位、环境、气候、活动、职业、年龄、性别等有关。

3. 呼吸困难对患者的影响　有无因呼吸困难影响饮食、睡眠、大小便、自理能力、日常活动、工作和社会交往;有无心理情绪变化及家庭社会支持情况。

4. 诊疗与护理经过　已接受的诊断性检查项目及结果,已采用的治疗或护理措施,包括是否接受氧疗及氧疗的流量、浓度、效果,是否用药及药物的名称、剂量、给药途径及效果。

【操作流程】

见表1–7。

表1–7　呼吸困难问诊操作流程

操作步骤	要点说明
问诊准备	1. 环境　安静,整洁,温、湿度适宜,并具有私密性
	2. 护士　洗手,戴口罩
	3. 用物　首次入院护理评估单、笔
	4. 患者　理解问诊目的,愿意合作,采取舒适体位
	5. 素质要求　着装整洁,语言柔和,举止端庄
自我介绍与解释沟通	“您好,我是您的责任护士××,请告诉我您的床号、姓名好吗?”“因为您刚入院,我需要收集您的病情资料,以便为您提供更全面的护理,请您配合。”
临床表现特点	1. 起病时情况　呼吸困难是从什么时候开始的?是突然发生还是逐渐出现的?
	2. 呼吸困难变化情况　呼吸困难什么情况下明显?是吸气时费力,还是呼气时费力?与体位有没有关系?
	3. 伴随症状　呼吸困难时是否伴有其他不适?具体有哪些?
对患者的影响	1. 活动　是否因呼吸困难影响了日常活动?影响程度如何? (1)轻度:可在平地行走,登高及上楼时气短,中度或重度体力活动后出现呼吸困难 (2)中度:平地慢步行走中途需休息,轻体力活动时出现呼吸困难,完成日常生活活动需他人帮助 (3)重度:洗脸、穿衣,甚至休息时也感到呼吸困难,日常生活活动完全依赖他人帮助
	2. 情绪　是否有紧张、不安等情绪改变?
病史与诱因	有过哪些疾病?是否发生过药物中毒?是否受过精神刺激?
诊断、治疗与护理经过	1. 接受过哪些检查?结果如何?
	2. 服用过哪些药物?药名是什么?服用剂量是多少?用药多长时间了?疗效如何?有无不良反应?
	3. 采取过哪些护理措施?有否使用氧疗?氧疗的流量及浓度是多少?效果如何?
问诊后	问诊完毕,协助患者取舒适体位,整理床单位。洗手,对收集的资料进行归纳、整理,填写首次入院护理评估单

【注意事项】

1. 呼吸困难患者多易疲劳，注意问诊时简单明了，可以多次间断提问，以补充评估内容。
2. 若怀疑为左心衰竭引起的呼吸困难，应做好急救准备，以免耽误病情。

【相关护理诊断】

1. 气体交换障碍　与呼吸道痉挛、呼吸面积减少、换气功能障碍有关。
2. 低效性呼吸型态　与上呼吸道梗阻或心肺功能不全有关。
3. 活动无耐力　与呼吸困难所致机体能量消耗增加和缺氧有关。
4. 自理缺陷　与严重缺氧、呼吸困难、机械通气有关。
5. 语言沟通障碍　与严重喘息或机械通气有关。
6. 睡眠型态紊乱　与夜间呼吸困难有关。
7. 焦虑/恐惧　与疾病迁延、病情危重或经济负担有关。
8. 知识缺乏　缺乏氧疗相关的知识。
9. 潜在并发症　重要器官缺氧性损伤。

【评分标准】

见表1-8。

表1-8　呼吸困难问诊评分标准

项目		考核内容	分值	得分	说明
素质要求（3分）	仪表举止	仪表大方，举止端庄	1		
	服饰	服装、鞋帽整洁，着装符合要求	1		
	报告内容	考生报告号码及考试项目 语言流畅，态度和蔼，面带微笑	1		
问诊前准备（7分）	患者	核对患者，评估患者状况，征得患者同意使之愿意合作	2		
	环境	温、湿度适宜，安静，整洁，光线适中	1		
	用物	用物准备齐全	2		
	护士	修剪指甲、洗手、戴口罩	2		
问诊过程（65分）	临床表现特点	起病时情况	10		
		呼吸困难变化情况	10		
		伴随症状	10		
	对患者的影响	活动	10		
		情绪	10		
	病史与诱因	与呼吸困难有关的疾病史，有无明显的诱因	5		
	诊断、治疗与护理经过	已接受的辅助检查项目及结果	5		
		已采用的治疗或护理措施	5		

续表 1-8

项目		考核内容	分值	得分	说明
问诊后处理（10 分）	安置整理	协助患者整理衣物，取舒适体位	1		
		整理床单位和用物	1		
	洗手记录	洗手	1		
		正确记录	7		
综合评价（10 分）		问诊规范、熟练、全面	5		
		沟通有效，以患者为中心，态度和蔼，体现人文关怀	5		
提问（5 分）			5		
总分（100 分）			100		

【测一测】

1. 严重吸气性呼吸困难最主要的特点是(　　)

A. 哮鸣音　　B. 三凹征　　C. 鼻翼扇动

D. 端坐呼吸　　E. 呼吸加深加快

2. 夜间阵发性呼吸困难常见于(　　)

A. 肺气肿　　B. 胸腔积液　　C. 支气管哮喘

D. 左心功能不全　　E. 右心功能不全

（余　玺）

实训五

咳嗽与咳痰问诊

【案例导入】

患者，男，75 岁。咳嗽、咳痰 25 年余，胸闷、气短半个月，双下肢水肿 10 d。25 年前无明显诱因出现咳嗽、咳痰，当地诊断为慢性支气管炎。2 周前无明显诱因出现胸闷、气短，呈进行性加重，短程步行即气短，双下肢水肿，治疗后水肿消退明显，但仍有气短，咳少量白黏痰。吸烟 50 年，20 支/d。

体格检查：T 37.2 ℃，P 65 次/min，R 16 次/min，BP 130/90 mmHg。神志清，口唇无发绀，颈静脉无怒张，桶状胸，两肺呼吸音低，未闻及干、湿啰音，心律齐、无杂音，腹部平软，肝、脾未触及，两肾区无叩痛，双下肢轻度水肿，神经系统正常。

辅助检查：血常规示白细胞计数 12×10^9/L。动脉血气分析示 pH 值 7.3，二氧化碳分压（$PaCO_2$）69.7 mmHg，PaO_2 57.5 mmHg，血氧饱和度（SO_2）74.9%。肺功能检查提示一秒率（FEV_1/FVC）为 65%。心电图检查提示肺性 P 波，P 波电压≥0.2 mV，右心室肥大。

初步诊断：慢性支气管炎；慢性阻塞性肺疾病；慢性肺源性心脏病。

问题：

1. 该患者咳嗽与咳痰是什么原因引起的？
2. 咳嗽与咳痰对患者造成了哪些影响？
3. 对该患者进一步问诊的重点内容有哪些？
4. 根据案例提供的资料，该患者的初步护理诊断有哪些？

【实训目的】

1. 掌握问诊的内容、方法与技巧，咳嗽与咳痰患者的评估要点。
2. 理解咳嗽与咳痰的病因和发病机制。
3. 能够全面收集咳嗽与咳痰患者病史资料，提出相关护理诊断及其相关因素，并正确书写首次入院护理评估单。
4. 具有保护患者隐私，关心、尊重患者的人文关怀精神，具有与患者进行有效沟通的能力。

【护理评估】

1. 咳嗽与咳痰的特点　起病情况、发病时间、有无节律性；咳嗽的性质、程度、音色、持续时间；痰液的颜色、性状、量、气味，能否有效咳痰；咳嗽与咳痰加重或缓解的因素；有无其他伴随症状，如发热、盗汗、乏力、咯血、胸痛、呼吸困难等。

2. 病因与诱因　有无与咳嗽、咳痰有关的疾病史、用药史、吸烟史、粉尘接触史等，有无明确的诱因，咳嗽是否与体位、环境、气候、活动、职业、年龄、性别等有关。

3. 咳嗽与咳痰对患者的影响　有无因咳嗽、咳痰影响饮食、睡眠、大小便、自理能力、日常活动、工作和社会交往；有无焦虑、恐惧等心理情绪变化及家庭社会支持情况。

4. 诊疗与护理经过　已接受的诊断性检查项目及结果，已采用的治疗或护理措施，包括是否接受止咳、祛痰治疗，所用药物名称、剂量、给药途径及效果。

【操作流程】

见表1-9。

表1-9　咳嗽与咳痰问诊操作流程

操作步骤	要点说明
问诊准备	1. 环境　安静，整洁，温、湿度适宜，并具有私密性
	2. 护士　洗手，戴口罩
	3. 用物　首次入院护理评估单、笔
	4. 患者　理解问诊目的，愿意合作，采取舒适体位
	5. 素质要求　着装整洁，语言柔和，举止端庄
自我介绍与解释沟通	"您好，我是您的责任护士××，请告诉我您的床号、姓名好吗？""因为您刚入院，我需要收集您的病情资料，以便为您提供更全面的护理，请您配合。"
临床表现特点	1. 起病时情况　咳嗽、咳痰是从什么时候开始的？什么情况下发生的？
	2. 咳嗽与咳痰变化情况　持续多长时间？咳嗽的特点是什么？与体位有没有关系？痰液的性状、颜色、量、气味是什么？哪些情况可使咳嗽加重或减轻？
	3. 伴随症状　咳嗽、咳痰时是否伴有其他不适？具体有哪些？
对患者的影响	1. 睡眠　咳嗽、咳痰以来，有无失眠或睡眠不足？
	2. 呼吸　是否出现过胸痛、呼吸困难？呼吸困难的表现特点是什么？
	3. 体重　是否出现体重下降？下降的程度如何？
病史与诱因	曾患哪些疾病？有无吸烟等不良嗜好？近期接受过哪种药物治疗？有无粉尘接触史？咳嗽是否有明确的诱因？
诊断、治疗与护理经过	1. 接受过哪些检查？结果如何？
	2. 咳嗽与咳痰后服用过哪些止咳、祛痰或其他药物？药名是什么？服用剂量是多少？用药多长时间了？疗效如何？有无不良反应？
	3. 采取过哪些促进排痰的护理措施？效果如何？
问诊后	问诊完毕，协助患者取舒适体位，整理床单位。洗手，对收集的资料进行归纳、整理，填写首次入院护理评估单

【注意事项】

1. 问诊时允许中断，在患者咳嗽、咳痰发作时给予帮助，如提供痰盂、纸巾，协助叩背促进排痰等。

2. 特别关注患者的咳嗽、咳痰与体位、气候及环境变化有无关系。

【相关护理诊断】

1. 清理呼吸道无效　与痰多、黏稠或患者疲乏、胸痛、意识障碍导致无效咳嗽有关。
2. 活动无耐力　与长期频繁咳嗽、营养摄入不足、机体组织缺氧有关。
3. 睡眠型态紊乱　与夜间频繁咳嗽有关。
4. 营养失调:低于机体需要量　与长期频繁咳嗽所致能量消耗增加、营养摄入不足有关。
5. 焦虑/恐惧　与疾病迁延、病情危重或经济负担有关。
6. 有感染的危险　与痰多、黏稠、不易排出有关。
7. 知识缺乏　缺乏对疾病发作的预防及吸烟有害健康方面的知识。
8. 潜在并发症　自发性气胸、肺不张。

【评分标准】

见表1–10。

表1–10　咳嗽与咳痰问诊评分标准

项目		考核内容	分值	得分	说明
素质要求 (3分)	仪表举止	仪表大方,举止端庄	1		
	服饰	服装、鞋帽整洁,着装符合要求	1		
	报告内容	考生报告号码及考试项目 语言流畅,态度和蔼,面带微笑	1		
操作前准备 (7分)	患者	核对患者,评估患者状况,征得患者同意使之愿意合作	2		
	环境	温、湿度适宜,安静,整洁,光线适中	1		
	用物	用物准备齐全	2		
	护士	修剪指甲、洗手、戴口罩	2		
操作过程 (65分)	临床表现特点	起病时情况	10		
		咳嗽与咳痰变化情况	10		
		伴随症状	10		
	对患者的影响	睡眠	7		
		呼吸	7		
		体重	6		
	病史与诱因	与咳嗽、咳痰有关的疾病史,有无明显的诱因	5		
	诊断、治疗与护理经过	已接受的辅助检查项目及结果	5		
		已采用的治疗或护理措施	5		

续表 1–10

项目		考核内容	分值	得分	说明
操作后处理(10分)	安置整理	协助患者整理衣物,取舒适体位	1		
		整理床单位和用物	1		
	洗手记录	洗手	1		
		正确记录	7		
综合评价(10分)		问诊规范、熟练、全面	5		
		沟通有效,以患者为中心,态度和蔼,体现人文关怀	5		
提问(5分)			5		
总分(100分)			100		

【测一测】

1. 咳嗽呈金属音调见于(　　)

A. 喉炎　B. 喉癌　C. 声带炎

D. 喉结核　E. 纵隔肿瘤

2. 咳大量脓臭痰最常见于(　　)

A. 肺脓肿　B. 肺结核　C. 大叶性肺炎

D. 支气管哮喘　E. 慢性支气管炎

3. 咳铁锈色痰最常见于(　　)

A. 肺脓肿　B. 慢性咽炎　C. 支气管哮喘

D. 大叶性肺炎　E. 慢性支气管炎

4. 咳大量粉红色泡沫样痰见于(　　)

A. 肺结核　B. 支气管扩张症　C. 支气管哮喘

D. 大叶性肺炎　E. 急性肺水肿

【知识拓展】

咽拭子检测

咽拭子检测是一种医学检测方法,指用医用棉签从人体的咽部蘸取少量分泌物,接种于特制培养皿中,然后放置在一个可以控制温度的设备内进行培养的过程。此检测可以了解患者口腔黏膜和咽部感染情况。正常人咽峡部培养应有口腔正常菌群,而无致病菌生长。咽部的细菌均来自外界,正常情况下不致病,但在机体全身或局部抵抗力下降和其他外部因素下可以出现感染等而导致疾病。因此,咽拭子细菌培养分离出致病菌,有助于白喉、化脓性扁桃体炎、急性咽喉炎等的诊断。如在痰及咽拭子中检测出致病菌,则视为呼吸道感染。可结合其他检查(X 射线透视、B 超等)诊断呼吸道感染部位。

(余　玺)

实训六

咯血问诊

【案例导入】

患者,男,60 岁。发热、咳嗽 3 d,咯血 6 h。3 d 前受凉后出现咳嗽、咳痰,痰量增多,呈黏液脓性痰,不易咳出。口服头孢类抗生素(具体不详)抗感染及布洛芬降温,未见明显好转。6 h 前无明显诱因出现咯血。现患者时有咳嗽,痰中带血,伴有发热、失眠、焦虑不安。慢性咳嗽、咳痰病史 10 余年。吸烟 30 年,每日 20 支。

体格检查:T 38.1 ℃,R 20 次/min,P 85 次/min,BP 120/70 mmHg。双肺呼吸音粗,可闻及干、湿啰音,心律齐,未闻及明显病理性杂音,腹平软,无压痛,肝脾肋下未触及,双下肢无水肿。

辅助检查:肺 CT 示支气管扩张,双肺炎性改变;心电图、心脏彩超未见异常;血常规示白细胞计数 14×10^9/L,中性粒细胞百分比 78%。

初步诊断:支气管扩张症;急性大叶性肺炎。

问题:

1. 该患者咯血是什么原因引起的?
2. 咯血对患者造成了哪些影响?
3. 对该患者进一步问诊的重点内容有哪些?
4. 根据案例提供的资料,该患者初步护理诊断有哪些?

【实训目的】

1. 掌握问诊的内容、方法与技巧,咯血患者的评估要点。
2. 理解咯血的病因和发病机制。
3. 能够全面收集咯血患者病史资料,提出相关护理诊断及其相关因素,并正确书写首次入院护理评估单。
4. 具有保护患者隐私,关心、尊重患者的人文关怀精神,具有与患者进行有效沟通的能力。

【护理评估】

1. 咯血的特点　起病情况、发病时间、持续时间,每日咯血次数、颜色、性状、量、速度等,咯血加重或缓解的因素;有无其他伴随症状,如呼吸困难、胸痛、发热、乏力、盗汗、消瘦、恶心、呕吐、腹痛、黑便,其他部位出血等。咯血应注意与呕血相鉴别(表 1-11)。

表 1–11 咯血与呕血的鉴别

项目	咯血	呕血
病因	肺结核、肺癌、支气管扩张症、肺炎、肺脓肿、心脏病等	消化性溃疡、肝硬化、急性糜烂性胃炎、胃癌等
出血前症状	咽部痒感、胸闷、咳嗽等	上腹部不适、恶心、呕吐等
出血方式	咯出	呕出，可呈喷射性
血色	鲜红色	棕色或暗红色，偶鲜红色
血中混有物	痰液、泡沫	食物残渣、胃液
酸碱反应	碱性	酸性
黑便	除非咽下血液，否则没有	有，呕血停止后仍持续数日
出血后痰的性状	常有血痰数日	无痰

2. 病因与诱因　有无与咯血有关的疾病史，如肺结核、支气管扩张症、支气管肺癌、心脏病、全身出血性疾病等病史，有无肿瘤、创伤及手术史。有无明确的诱因，咯血是否与季节、地域、饮食等有关。

3. 咯血对患者的影响　有无因咯血影响饮食、睡眠、大小便、自理能力、日常活动、工作和社会交往；有无心理情绪变化及家庭社会支持情况。

4. 诊疗与护理经过　已接受的诊断性检查项目及结果，已采用的治疗或护理措施，包括是否接受止血治疗，所用药物名称、剂量、给药途径及效果。

【操作流程】

见表 1–12。

表 1–12 咯血问诊操作流程

操作步骤	要点说明
问诊准备	1. 环境　安静，整洁，温、湿度适宜，并具有私密性
	2. 护士　洗手，戴口罩
	3. 用物　首次入院护理评估单、笔
	4. 患者　理解问诊目的，愿意合作，采取舒适体位
	5. 素质要求　着装整洁，语言柔和，举止端庄
自我介绍与解释沟通	“您好，我是您的责任护士××，请告诉我您的床号、姓名好吗？”“因为您刚入院，我需要收集您的病情资料，以便为您提供更全面的护理，请您配合。”
临床表现特点	1. 起病时情况　咯血是从什么时候开始的？什么情况下发生的？是否为初次咯血？与以往有何不同？
	2. 咯血变化情况　咯血持续多长时间？咯出的血是什么样的？每天咯血量多少？
	3. 伴随症状　咯血时是否伴有其他不适？具体有哪些？

续表 1-12

操作步骤	要点说明
对患者的影响	1. 呼吸　有无咯血突然减少或中止，表情紧张、大汗淋漓、口唇发绀、抽搐、呼吸停止等表现？有无突发胸闷、呼吸困难等表现？
	2. 体温　有无发热表现？
	3. 意识　是否有烦躁不安、四肢湿冷、少尿等表现？脉搏、血压有无变化？
	4. 情绪　有无紧张、恐惧、不安等心理反应？程度如何？
病史与诱因	有过哪些疾病？有无剧烈咳嗽、用力过度或情绪激动等情况？有无结核病接触史、吸烟史？
诊断、治疗与护理经过	1. 接受过哪些检查？结果如何？
	2. 是否确诊为咯血？有无使用过止血药物？药名是什么？服用剂量是多少？用药多长时间了？疗效如何？有无不良反应？
	3. 采取过哪些护理措施？效果如何？
问诊后	问诊完毕，协助患者取舒适体位，整理床单位。洗手，对收集的资料进行归纳、整理，填写首次入院护理评估单

【注意事项】

1. 特别关注患者的咯血量及咯血是否引起潜在并发症。
2. 注意监测患者生命体征。

【相关护理诊断】

1. 焦虑　与反复咯血久治不愈有关。
2. 恐惧　与大量咯血或咯血不止有关。
3. 潜在并发症　窒息，肺不张，肺部继发感染，失血性休克。

【评分标准】

见表 1-13。

表 1-13　咯血问诊评分标准

项目		考核内容	分值	得分	说明
素质要求（3 分）	仪表举止	仪表大方，举止端庄	1		
	服饰	服装、鞋帽整洁，着装符合要求	1		
	报告内容	考生报告号码及考试项目 语言流畅，态度和蔼，面带微笑	1		
问诊前准备（7 分）	患者	核对患者，评估患者状况，征得患者同意使之愿意合作	2		
	环境	温、湿度适宜，安静，整洁，光线适中	1		
	用物	用物准备齐全	2		
	护士	修剪指甲、洗手、戴口罩	2		

续表 1-13

项目		考核内容	分值	得分	说明
问诊过程（65 分）	临床表现特点	起病时情况	10		
		咯血变化情况	10		
		伴随症状	10		
	对患者的影响	意识	5		
		呼吸	5		
		体温	5		
		情绪	5		
	病史与诱因	与咯血有关的疾病史，有无明显的诱因	5		
	诊断、治疗与护理经过	已接受的辅助检查项目及结果	5		
		已采用的治疗或护理措施	5		
问诊后处理（10 分）	安置整理	协助患者整理衣物，取舒适体位	1		
		整理床单位和用物	1		
	洗手记录	洗手	1		
		正确记录	7		
综合评价（10 分）		问诊规范、熟练、全面	5		
		沟通有效，以患者为中心，态度和蔼，体现人文关怀	5		
提问（5 分）			5		
总分（100 分）			100		

【测一测】

1. 大量咯血为每天咯血量超过（　　）

A. 100 mL　　B. 200 mL　　C. 300 mL

D. 400 mL　　E. 500 mL

2. 咯血在临床上最常见于（　　）

A. 肺癌　　B. 肺结核　　C. 肺脓肿

D. 支气管扩张症　　E. 风湿性心脏病

3. 引起咯血最常见的心脏疾病是（　　）

A. 肺心病　　B. 心肌炎　　C. 心包炎

D. 心肌梗死　　E. 风湿性心脏病

（余　玺）

实训七

呕血与黑便问诊

【案例导入】

患者,男,45 岁。反复黑便 3 周,腹痛伴呕血 1 d。3 周前患者无明显诱因出现上腹部不适,偶有嗳气、反酸,口服西咪替丁有好转,但发现粪便色黑,每日 1 ~ 2 次,成形,未给予注意。1 d 前进食辣椒及烤馒头后,觉上腹疼痛,伴恶心、欲便,排出柏油样便约 600 mL,呕鲜血约 500 mL 后晕倒,家人急送入院,急查血红蛋白 48 g/L。患者现乏力明显,无呕吐、腹泻,偶有发热(体温最高 37.8 ℃),近半年体重减轻约 5 kg。乙型肝炎表面抗原(HBsAg)携带史 30 年,胃溃疡病史 10 年,常用制酸剂。否认疫区接触史,无烟酒嗜好,无药物过敏史,否认高血压、心脏病史,否认结核史、家族遗传病史。

体格检查:T 37 ℃,P 120 次/min,R 20 次/min,BP 90/70 mmHg。神志清,精神萎靡,皮肤浅黄,无出血点,面颊见蜘蛛痣 2 个,浅表淋巴结不大,结膜浅黄,巩膜黄染。心界正常,心率 120 次/min,心律齐,未闻及杂音,双肺未闻及干、湿啰音。腹饱满,腹壁静脉曲张,上腹部压痛,肝肋下 5 cm,边缘钝、质韧、有触痛,脾肋下 11 cm,并过正中线 2 cm,质硬,墨菲(Murphy)征(-),肠鸣音 3 ~ 5 次/min。

辅助检查:B 超示贲门增大,壁增厚;腹段食管壁内不规则圆形液体流注回声;肝回声增强,门静脉增宽及腹腔积液。

初步诊断:肝硬化;消化性溃疡。

问题:

1. 该患者呕血与黑便是什么原因引起的?
2. 呕血与黑便对患者造成了哪些影响?
3. 对该患者进一步问诊的重点内容有哪些?
4. 根据案例提供的资料,该患者的初步护理诊断有哪些?

【实训目的】

1. 掌握问诊的内容、方法与技巧,呕血与黑便患者的评估要点。
2. 理解呕血与黑便的病因和发病机制。
3. 能够全面收集呕血与黑便患者病史资料,提出相关护理诊断及其相关因素,并正确书写首次入院护理评估单。
4. 具有保护患者隐私,关心、尊重患者的人文关怀精神,具有与患者进行有效沟通的能力。

【护理评估】

1. 确定是否为呕血与黑便　判断呕血时,应排除口腔、鼻咽部出血或者咯血;判断黑便时，应排除因食用过多肉类、动物血、动物肝脏等因素；注意鉴别口服铁剂、铋剂、活性炭或者中药所致黑便。

2. 呕血与黑便的特点及严重程度　起病情况、发病时间、有无节律性；呕血与黑便的次数，呕吐物和粪便的颜色、性状、量及其变化；还要根据患者的全身状况估计消化道出血量，如有无体位由卧位变为坐位或立位时出现头晕、乏力、心悸等，有无畏寒、面色苍白、四肢厥冷、口渴、尿量减少等血容量不足的表现；呕血与黑便加重或缓解的因素；有无其他伴随症状。

3. 病因与诱因　有无与呕血和黑便有关的疾病史、用药史、不洁饮食史、化学毒物或传染病接触史等，有无明确的诱因，如情绪变化或进食等。

4. 呕血与黑便对患者的影响　有无周围循环血容量不足的表现。大量呕血和黑便可引起周围循环衰竭，其程度与出血量有关。①轻度出血：出血量不超过 500 mL（循环血量的 10% ~15%），患者出现畏寒、头晕等，但无血压与脉搏的变化。②中度出血：出血量 800 ~1 000 mL（循环血量的 20% 以上），患者可有头昏、乏力、面色苍白、四肢厥冷、出冷汗、心悸、脉搏增快、血压下降等急性失血的症状。③重度出血：出血量超过 1 500 mL（循环血量的 30% 以上），患者可出现脉搏细速、尿量减少、呼吸急促等休克的表现。有无贫血；有无紧张、焦虑等负性情绪；有无影响饮食、睡眠、自理能力、日常活动、工作和社会交往；家庭支持情况。

5. 诊疗与护理经过　已接受的辅助检查项目及结果，已采用的治疗或护理措施，包括是否接受止血、补液等对症治疗，所用药物名称、剂量、频率、给药途径及效果。

【操作流程】

见表 1–14。

表 1–14　呕血与黑便问诊操作流程

操作步骤	要点说明
问诊准备	1. 环境　安静，整洁，温、湿度适宜，并具有私密性
	2. 护士　洗手，戴口罩
	3. 用物　首次入院护理评估单、笔
	4. 患者　理解问诊目的，愿意合作，采取舒适体位
	5. 素质要求　着装整洁，语言柔和，举止端庄
自我介绍与解释沟通	“您好，我是您的责任护士××，请告诉我您的床号、姓名好吗？”“因为您刚入院，我需要收集您的病情资料，以便为您提供更全面的护理，请您配合。”
临床表现特点	1. 起病时情况　呕血与黑便是从什么时候开始的？什么情况下发生的？
	2. 呕血与黑便的特点　呕血的量有多少？次数多少？呕血与黑便的颜色、性状如何？
	3. 伴随症状　呕血与黑便时是否伴有其他不适？具体有哪些？

续表 1–14

操作步骤	要点说明
对患者的影响	1. 活动　有无口渴、头晕、乏力，活动后心慌、气短等表现？
	2. 神志　有无头晕眼花、意识模糊？
	3. 情绪　有无烦躁不安、恐惧等心理反应？
病史与诱因	有过哪些疾病？是否饮酒或进食坚硬食物？是否接受过肾上腺皮质激素、阿司匹林、华法林及其他药物治疗？
诊断、治疗与护理经过	1. 接受过哪些检查？结果如何？
	2. 呕血与黑便后服用过哪些药物？药名是什么？服用剂量是多少？用药多长时间了？疗效如何？有无不良反应？
	3. 采取过哪些止血护理措施？效果如何？
问诊后	问诊完毕，协助患者取舒适体位，整理床单位。洗手，对收集的资料进行归纳、整理，填写首次入院护理评估单

【注意事项】

1. 黑便应与进食动物血，服用铁剂、铋剂等造成的黑便鉴别。
2. 特别关注患者的精神状态。

【相关护理诊断】

1. 外周组织灌注无效　与上消化道出血所致的血容量不足有关。
2. 活动无耐力　与呕血和黑便所致的贫血有关。
3. 恐惧　与大量呕血和黑便有关。
4. 知识缺乏　缺乏与预防疾病有关的知识。
5. 潜在并发症　休克。

【评分标准】

见表 1–15。

表 1–15　呕血与黑便问诊评分标准

项目		考核内容	分值	得分	说明
素质要求（3 分）	仪表举止	仪表大方，举止端庄	1		
	服饰	服装、鞋帽整洁，着装符合要求	1		
	报告内容	考生报告号码及考试项目 语言流畅，态度和蔼，面带微笑	1		

续表 1-15

项目		考核内容	分值	得分	说明
问诊前准备（7分）	患者	核对患者，评估患者状况，征得患者同意使之愿意合作	2		
	环境	温、湿度适宜，安静，整洁，光线适中	1		
	用物	用物准备齐全	2		
	护士	修剪指甲、洗手、戴口罩	2		
问诊过程（65分）	临床表现特点	起病时情况	10		
		呕血与黑便特点	10		
		伴随症状	10		
	对患者的影响	活动	7		
		神志	7		
		情绪	6		
	病史与诱因	与呕血与黑便有关的疾病史，有无明显的诱因	5		
	诊断、治疗与护理经过	已接受的辅助检查项目及结果	5		
		已采用的治疗或护理措施	5		
问诊后处理（10分）	安置整理	协助患者整理衣物，取舒适体位	1		
		整理床单位和用物	1		
	洗手记录	洗手	1		
		正确记录	7		
综合评价（10分）		问诊规范、熟练、全面	5		
		沟通有效，以患者为中心，态度和蔼，体现人文关怀	5		
提问（5分）			5		
总分（100分）			100		

【测一测】

1. 出现黑便提示出血量在（　　）

A. >5 mL　　B. 10～20 mL　　C. 20～40 mL

D. 50～70 mL　　E. 250～400 mL

2. 呕吐物为咖啡色液体最常见于（　　）

A. 胆囊炎　　B. 消化性溃疡　　C. 急性胰腺炎

D. 急性胃黏膜病变　　E. 食管静脉曲张破裂出血

（余　玺）

实训八

腹泻问诊

【案例导入】

患者,男,28 岁。腹泻 3 d,发热 1 d。3 d 前无明显诱因出现腹痛、排稀水样便,便中无黏液、血丝,每日 8 ~ 10 次,患者自行服用思密达,腹泻症状渐好转。1 d 前患者出现发热,体温 38.8 ℃,仍有腹泻,伴有腹痛、尿少、尿色深,以急诊入院。

体格检查:T 38.9 ℃,R 28 次/min,P 90 次/min,BP 90/60 mmHg。精神萎靡,皮肤弹性差,口唇干燥,两肺呼吸音清,未闻及干、湿啰音,腹平软,未触及腹部包块。

初步诊断:急性肠炎。

问题:

1. 该患者腹泻是什么原因引起的?
2. 腹泻对患者造成了哪些影响?
3. 对该患者进一步问诊的重点内容有哪些?
4. 根据案例提供的资料,该患者的初步护理诊断有哪些?

【实训目的】

1. 掌握问诊的内容、方法与技巧,腹泻患者的评估要点。
2. 理解腹泻的病因和发病机制。
3. 能够全面收集腹泻患者病史资料,提出相关护理诊断及其相关因素,并正确书写首次入院护理评估单。
4. 具有保护患者隐私,关心、尊重患者的人文关怀精神,具有与患者进行有效沟通的能力。

【护理评估】

1. 腹泻的特点　起病情况、发病时间、有无节律性;排便的次数、颜色、性状、量、气味;腹泻加重或缓解的因素,如进食油腻食物;有无其他伴随症状。

2. 病因与诱因　有无与腹泻有关的疾病史、用药史、不洁饮食、化学毒物和传染病接触史等,有无明显的诱因。

3. 腹泻对患者的影响　有无脱水、电解质或酸碱平衡紊乱;有无体重下降或营养不良;肛周皮肤有无受损;有无因腹泻影响饮食、睡眠、自理能力、日常活动、工作和社会交往;有无心理情绪变化,家庭支持情况。

4. 诊疗与护理经过　已接受的辅助检查项目及结果,已采用的治疗或护理措施,包括是否接受对症治疗,所用药物名称、剂量、频率、给药途径及效果。

【操作流程】

见表 1–16。

表 1–16　腹泻问诊操作流程

操作步骤	要点说明
问诊准备	1. 环境　安静,整洁,温、湿度适宜,并具有私密性
	2. 护士　洗手,戴口罩
	3. 用物　首次入院护理评估单、笔
	4. 患者　理解问诊目的,愿意合作,采取舒适体位
	5. 素质要求　着装整洁,语言柔和,举止端庄
自我介绍与解释沟通	"您好,我是您的责任护士××,请告诉我您的床号、姓名好吗?""因为您刚入院,我需要收集您的病情资料,以便为您提供更全面的护理,请您配合。"
临床表现特点	1. 起病时情况　腹泻什么时候开始的?什么原因引起的?持续多长时间了?
	2. 腹泻的特点　每天排便几次?每次排便量是多少?大便的颜色是什么?大便是什么样的?腹泻与饮食有无关系?
	3. 伴随症状　腹泻时是否伴有其他不适?具体有哪些?
对患者的影响	1. 脱水　感觉口渴吗?每天饮水量多少?每天排尿几次?尿量大约多少?皮肤变松弛了吗?
	2. 体重　腹泻以来,食欲有变化吗?每天吃几顿饭?每餐吃多少?体重有没有变化?
	3. 皮肤　肛门周围皮肤有没有破损?
	4. 睡眠　腹泻以来睡眠质量怎么样?
病史与诱因	曾患哪些疾病?接触过有毒的物质吗?吃过不干净的食物吗?腹泻与情绪有没有关系?
诊断、治疗与护理经过	1. 接受过哪些检查?结果如何?
	2. 腹泻后服用过哪些药物?药名是什么?服用剂量是多少?用药多长时间了?疗效如何?有无不良反应?
	3. 采取过哪些护理措施?效果如何?
问诊后	问诊完毕,协助患者取舒适体位,整理床单位。洗手,对收集的资料进行归纳、整理,填写首次入院护理评估单

【注意事项】

1. 问诊过程中注意患者身体及情绪状况,着重人文关怀与保护患者隐私。
2. 患者为儿童或有认知功能障碍时,护士必须向其家属或主要照顾者核实信息。

【相关护理诊断】

1. 腹泻　与肠道感染、中毒或肠道恶性肿瘤等有关。
2. 体液不足　与腹泻所致体液丢失过多有关。
3. 营养失调:低于机体需要量　与长期消化吸收障碍和(或)摄入减少有关。
4. 有皮肤完整性受损的危险　与排便次数增多及排泄物对肛周皮肤刺激有关。
5. 焦虑　与担心疾病预后不良或慢性腹泻迁延不愈有关。
6. 知识缺乏　缺乏预防疾病发作方面的知识。

【评分标准】

见表 1-17。

表 1-17　腹泻问诊评分标准

项目		考核内容	分值	得分	说明
素质要求(3分)	仪表举止	仪表大方,举止端庄	1		
	服饰	服装、鞋帽整洁,着装符合要求	1		
	报告内容	考生报告号码及考试项目 语言流畅,态度和蔼,面带微笑	1		
问诊前准备(7分)	患者	核对患者,评估患者状况,征得患者同意使之愿意合作	2		
	环境	温、湿度适宜,安静,整洁,光线适中	1		
	用物	用物准备齐全	2		
	护士	修剪指甲、洗手、戴口罩	2		
问诊过程(65分)	临床表现特点	起病时情况	10		
		腹泻特点	10		
		伴随症状	10		
	对患者的影响	脱水	5		
		体重	5		
		皮肤	5		
		睡眠	5		
	病史与诱因	与腹泻有关的疾病史,有无明显的诱因	5		
	诊断、治疗与护理经过	已接受的辅助检查项目及结果	5		
		已采用的治疗或护理措施	5		
问诊后处理(10分)	安置整理	协助患者整理衣物,取舒适体位	1		
		整理床单位和用物	1		
	洗手记录	洗手	1		
		正确记录	7		

续表 1-17

项目	考核内容	分值	得分	说明
综合评价(10分)	问诊规范、熟练、全面	5		
	沟通有效,以患者为中心,态度和蔼,体现人文关怀	5		
提问(5分)		5		
总分(100分)		100		

【测一测】

1. 慢性腹泻是指病程超过(　　)

A. 2周　　B. 3周　　C. 1个月

D. 2个月　　E. 3个月

2. 腹泻粪便中含大量黏液而无病理成分多见于(　　)

A. 肠伤寒　　B. 急性肠炎　　C. 细菌性痢疾

D. 阿米巴痢疾　　E. 肠易激综合征

【知识拓展】

肠易激综合征

肠易激综合征(irritable bowel syndrome,IBS)是一组持续或间歇发作,以腹痛、腹胀、排便习惯和(或)大便性状改变为临床表现,而缺乏胃肠道结构和生化异常的肠道功能紊乱性疾病。患者以中青年人为主,发病年龄见于20~50岁,女性较男性多见,有家族聚集倾向,常与其他胃肠道功能紊乱性疾病如功能性消化不良并存。按照大便的性状将IBS分为腹泻型、便秘型、混合型和不定型四种临床类型,我国以腹泻型多见。IBS的病因和发病机制尚不十分清楚,被认为是胃肠动力异常、内脏感觉异常、脑肠调控异常、炎症和精神心理等多种因素共同作用的结果。IBS无特异性症状,但相对于器质性胃肠疾病,具有一些特点:起病缓慢,间歇性发作;病程长但全身健康状况不受影响;症状的出现或加重常与精神因素或应激状态有关;白天明显,夜间睡眠后减轻。目前对IBS的治疗只限于对症处理。中华医学会消化病分会胃肠动力学组在《肠易激综合征诊断和治疗的共识意见》中提出:“治疗目的是消除患者顾虑,改善症状,提高生活质量。治疗原则是建立在良好医患关系的基础上,根据主要症状类型进行症状治疗和根据症状严重程度进行分级治疗。注意治疗措施的个体化和综合运用。”

(刘晓慧　余　玺)

实训九

黄疸问诊

【案例导入】

患者,男,53 岁。乙型肝炎病史 15 年,肝功能反复有异常。乏力伴食欲减退 2 个月,腹胀、少尿半月。

体格检查:生命体征无异常,消瘦,神志清楚,肝病面容,巩膜轻度黄染,肝掌(+),上胸部可见 2 枚蜘蛛痣。腹部明显膨隆,未见腹壁静脉曲张,移动性浊音(+),双下肢轻度水肿。患者精神紧张,担心癌变。

初步诊断:肝硬化。

问题:

1. 该患者黄疸是什么原因引起的?
2. 黄疸对患者造成了哪些影响?
3. 对该患者进一步问诊的重点内容有哪些?
4. 根据案例提供的资料,该患者的初步护理诊断有哪些?

【实训目的】

1. 掌握问诊的内容、方法与技巧,黄疸患者的评估要点。
2. 理解黄疸的病因和发病机制。
3. 能够全面收集黄疸患者病史资料,提出相关护理诊断及其相关因素,并正确书写首次入院护理评估单。
4. 具有保护患者隐私,关心、尊重患者的人文关怀精神,具有与患者进行有效沟通的能力。

【护理评估】

1. 是否黄疸　是否长期服用含黄色素的药物(如米帕林、呋喃类),或进食过多富含胡萝卜素的食物。

2. 黄疸的特点　起病急缓、持续时间、皮肤黏膜黄染的部位及色泽、尿液与粪便的颜色、是否伴有皮肤瘙痒及其程度;黄疸加重或缓解的因素;有无其他伴随症状。

3. 病因与诱因　有无与黄疸有关的病史、用药史、不当饮食史及传染病患者接触史等,有无明显的诱因。

4. 黄疸对患者的影响　有无因黄疸致皮肤瘙痒,出现皮肤完整性受损或睡眠障碍,或因皮肤黏膜黄染影响日常活动、工作和社会交往;有无焦虑、恐惧或自卑等心理情绪,家庭支持情况。

5. 诊疗与护理经过　已接受的辅助检查项目及结果,已采用的治疗或护理措施,所用药物名称、剂量、频率、给药途径及效果。

【操作流程】

见表1-18。

表1-18 黄疸问诊操作流程

操作步骤	要点说明
问诊准备	1. 环境 安静，整洁，温、湿度适宜，并具有私密性
	2. 护士 洗手，戴口罩
	3. 用物 首次入院护理评估单、笔
	4. 患者 理解问诊目的，愿意合作，采取舒适体位
	5. 素质要求 着装整洁，语言柔和，举止端庄
自我介绍与解释沟通	"您好，我是您的责任护士××，请告诉我您的床号、姓名好吗？""因为您刚入院，我需要收集您的病情资料，以便为您提供更全面的护理，请您配合。"
临床表现特点	1. 起病时情况 黄疸什么时候开始的？持续多长时间了？黄疸初起于什么部位？
	2. 黄疸的变化 黄疸的颜色深度如何？持续多长时间？累及哪些地方？发展速度如何？尿液、粪便颜色如何？
	3. 伴随症状 出现黄疸时是否伴有其他不适？具体有哪些？
对患者的影响	1. 皮肤 有无皮肤瘙痒？其程度如何？黄疸以来，是否出现过皮肤破损？破损处是否发生感染？破损修复情况如何？
	2. 睡眠 是否出现睡眠异常？与皮肤瘙痒有无关系？
	3. 情绪 是否出现焦虑、抑郁等情绪？是否对您生活、社交、工作造成影响？
病史与诱因	曾患哪些疾病？有无肝、胆、胰疾病史？有无传染病、寄生虫接触史？是否接受过异烟肼、奎尼丁、抗生素、激素及其他药物治疗？有无饮酒史、血制品输注史？有无家族遗传病史？
诊断、治疗与护理经过	1. 接受过哪些检查？结果如何？
	2. 黄疸后服用过哪些药物？药名是什么？服用剂量是多少？用药多长时间了？疗效如何？有无不良反应？
	3. 采取过哪些护理措施？效果如何？
问诊后	问诊完毕，协助患者取舒适体位，整理床单位。洗手，对收集的资料进行归纳、整理，填写首次入院护理评估单

【注意事项】

1. 问诊时注意黄疸真假的鉴别，关注巩膜与尿液的颜色。
2. 关注黄疸对患者全身的影响。

【相关护理诊断】

1. 舒适度减弱:皮肤瘙痒　与胆红素排泄障碍,血中胆盐增高有关。
2. 体像紊乱　与黄疸所致皮肤、黏膜和巩膜发黄有关。
3. 有皮肤完整性受损的危险　与皮肤瘙痒有关。
4. 焦虑　与皮肤严重黄染有关。
5. 睡眠型态紊乱　与胆汁淤积性黄疸所致的皮肤瘙痒有关。
6. 知识缺乏　缺乏黄疸相关的护理知识。

【评分标准】

见表1-19。

表1-19　黄疸问诊评分标准

项目		考核内容	分值	得分	说明
素质要求（3分）	仪表举止	仪表大方,举止端庄	1		
	服饰	服装、鞋帽整洁,着装符合要求	1		
	报告内容	考生报告号码及考试项目 语言流畅,态度和蔼,面带微笑	1		
问诊前准备（7分）	患者	核对患者,评估患者状况,征得患者同意使之愿意合作	2		
	环境	温、湿度适宜,安静,整洁,光线适中	1		
	用物	用物准备齐全	2		
	护士	修剪指甲、洗手、戴口罩	2		
问诊过程（65分）	临床表现特点	起病时情况	10		
		黄疸特点	10		
		伴随症状	10		
	对患者的影响	皮肤	7		
		睡眠	7		
		情绪	6		
	病史与诱因	与黄疸有关的疾病史,有无明显的诱因	5		
	诊断、治疗与护理经过	已接受的辅助检查项目及结果	5		
		已采用的治疗或护理措施	5		
问诊后处理（10分）	安置整理	协助患者整理衣物,取舒适体位	1		
		整理床单位和用物	1		
	洗手记录	洗手	1		
		正确记录	7		

续表 1–19

项目	考核内容	分值	得分	说明
综合评价(10 分)	问诊规范、熟练、全面	5		
	沟通有效,以患者为中心,态度和蔼,体现人文关怀	5		
提问(5 分)		5		
总分(100 分)		100		

【测一测】

1. 若患者出现肉眼可见的黄疸,血液中胆红素浓度应(　　)

A. >1.7 μmol/L　　B. >17.1 μmol/L　　C. >34.2 μmol/L

D. >68 μmol/L　　E. >136 μmol/L

2. 患者全身黄疸,粪便呈白陶土色,可见于(　　)

A. 胰头癌　　B. 肝硬化　　C. 蚕豆病

D. 溶血性贫血　　E. 钩端螺旋体病

(魏梦薇)

实训十

意识障碍问诊

【案例导入】

患者,男,82 岁。意识障碍 2 h。2 h 前用力排便时突然感到右侧肢体麻木无力,伴有言语不清,右侧口角下垂并伴有流涎,小便失禁,并出现头晕、头痛、恶心、呕吐。随即由社区转入医院,入院时患者处于昏迷状态。发病来精神差,饮食困难,睡眠较多,小便失禁,大便正常,体重无变化。既往有高血压病史 30 余年,糖尿病病史 15 年。无冠心病病史,无肝炎、结核等传染病史。对青霉素过敏。

体格检查:T 36.5 ℃,P 76 次/min,R 19 次/min,BP 130/80 mmHg。神志模糊,双侧瞳孔等大等圆,直径 4 mm,对光反射迟钝,右侧鼻唇沟变浅,口角流涎,口角左偏。右侧肢体肌张力减低,肌力 0 级,生理反射消失。

辅助检查:头颅 CT 示左侧基底节区出现高密度出血灶;弥散加权成像(DWI)示病灶呈高低混杂信号。

初步诊断:脑出血。

问题:

1. 该患者意识障碍是什么原因引起的?
2. 意识障碍对患者造成了哪些影响?
3. 对该患者进一步问诊的重点内容有哪些?
4. 根据案例提供的资料,该患者的初步护理诊断有哪些?

【实训目的】

1. 掌握问诊的内容、方法与技巧,意识障碍患者的评估要点。
2. 理解意识障碍的病因和发病机制。
3. 能够全面收集意识障碍患者病史资料,提出相关护理诊断及其相关因素,并正确书写首次入院护理评估单。
4. 具有保护患者隐私,关心、尊重患者的人文关怀精神,具有与患者进行有效沟通的能力。

【护理评估】

1. 意识障碍的特点　包括起病情况、病程长短、意识障碍程度及其进展;有无其他伴随症状,如发热、瞳孔改变、呼吸变慢、血压改变、心动过缓、脑膜刺激征、偏瘫等。评估意识障碍程度可通过与患者交谈,评估其思维、反应、情感活动、定向力等。必要时可通过痛觉、角膜反射、瞳孔对光反射检查等判断意识障碍的程度。也可按格拉斯哥昏迷量表(Glasgow coma scale,GCS)对意识障碍的程度行测评。GCS 评分项目包括睁眼反应、运动反应和语言反应，分测3个项目并予以计分，再将各项目分值相加求其总分，即可得到意识障碍程度的客观评分。GCS最高分为15分，那些对语言指令没有反应或不能睁眼且GCS总分为8分或更低的情况被定义为昏迷。评估中应注意运动反应的刺激部位应以上肢为主，以最佳反应记分（表1–20）。

表1–20　格拉斯哥昏迷量表

评分项目	反应	得分
睁眼反应	自动睁眼	4
	听到言语、命令时睁眼	3
	刺痛时睁眼	2
	对任何刺激无睁眼	1
运动反应	按指令动作	6
	对疼痛刺激能定位	5
	对疼痛刺激有肢体退缩反应	4
	疼痛刺激时肢体过屈	3
	疼痛刺激时肢体过伸	2
	对疼痛刺激无反应	1
语言反应	能准确回答时间、地点、人物等定向问题	5
	能说话，但不能准确回答时间、地点、人物等定向问题	4
	对答不切题	3
	言语模糊不清，字意难辨	2
	对任何刺激无语言反应	1

2. 病因与诱因　有无与意识障碍相关的疾病史、用药史，有无明确的诱因，如药物中毒、电击、中暑、高山病、溺水等。

3. 意识障碍对患者的影响　主要包括有无口腔炎、结膜炎、角膜炎、角膜溃疡、压疮；有无营养不良、肌肉萎缩、关节僵硬、肢体挛缩畸形；有无大小便失禁；有无头痛、呕吐等提示危重急症发生的伴随症状；有无亲属无能力照顾患者的情况。

4. 诊疗与护理经过　已接受的诊断性检查及结果，以及已采用的治疗或护理措施及效果等。

【操作流程】

见表1–21。

表 1-21　意识障碍问诊操作流程

操作步骤	要点说明
问诊准备	1. 环境　安静，整洁，温、湿度适宜，并具有私密性
	2. 护士　洗手，戴口罩
	3. 用物　首次入院护理评估单、笔
	4. 患者　理解问诊目的，愿意合作，采取舒适体位
	5. 素质要求　着装整洁，语言柔和，举止端庄
自我介绍与解释沟通	“您好，我是您的责任护士××，请告诉我您的床号、姓名好吗？”“因为您刚入院，我需要收集您的病情资料，以便为您提供更全面的护理，请您配合。”
临床表现特点	1. 起病时情况　神志不清是从什么时候开始的？什么情况下发生的？持续多长时间了？
	2. 意识障碍的程度与变化　能不能睁开眼睛？能不能对疼痛有反应？能不能回答时间、地点、人物等问题？
	3. 伴随症状　有没有头痛、呕吐？
对患者的影响	1. 安全　是否发生坠床、摔倒等意外？
	2. 营养　自理程度如何？有没有体重下降、肌肉萎缩等表现？
	3. 大小便　有无大小便失禁情况？
	4. 压疮　卧床者有没有皮肤破损？
	5. 感染　有没有发热、咳嗽、尿频、尿急、尿痛、口腔皮肤破损、角膜发红等表现？
病史与诱因	有无颅脑疾病或外伤？有无心、肺、肝、肾疾病及糖尿病病史？有无意外伤害，如溺水、触电、中暑或有毒物质接触史？
诊断、治疗与护理经过	1. 接受过哪些检查？结果如何？
	2. 服用过哪些药物？药名是什么？服用剂量是多少？用药多长时间了？疗效如何？有无不良反应？
	3. 是否采取减少小便失禁发生的措施，如盆底肌训练、膀胱训练？效果如何？
问诊后	问诊完毕，协助患者取舒适体位，整理床单位。洗手，对收集的资料进行归纳、整理，填写首次入院护理评估单

【注意事项】

1. 患者为儿童或有认知功能障碍时，护士必须向其家属或主要照顾者核实信息。
2. 意识障碍患者也可采用格拉斯哥昏迷量表对意识障碍程度进行判断。

【相关护理诊断】

1. 急性意识障碍　与脑出血、肝性脑病等有关。
2. 清理呼吸道无效　与意识障碍所致咳嗽、吞咽反射减弱或消失有关。
3. 排便失禁　与意识丧失所致排便功能障碍有关。

4. 营养失调:低于机体需要量　与意识障碍不能正常进食有关。

5. 有受伤的危险　与意识障碍所致躁动不安、自我防护能力下降等有关。

6. 有皮肤完整性受损的危险　与意识障碍所致自主运动消失有关;与意识障碍所致大小便失禁有关。

7. 有感染的危险　与意识障碍所致咳嗽、吞咽反射减弱或消失有关;与侵入性导尿装置有关。

【评分标准】

见表 1–22。

表 1–22　意识障碍问诊评分标准

项目		考核内容	分值	得分	说明
素质要求(3 分)	仪表举止	仪表大方,举止端庄	1		
	服饰	服装、鞋帽整洁,着装符合要求	1		
	报告内容	考生报告号码及考试项目 语言流畅,态度和蔼,面带微笑	1		
问诊前准备(7 分)	患者	核对患者,评估患者状况,征得患者同意使之愿意合作	2		
	环境	温、湿度适宜,安静,整洁,光线适中	1		
	用物	用物准备齐全	2		
	护士	修剪指甲、洗手、戴口罩	2		
问诊过程(65 分)	临床表现特点	起病时情况	7		
		意识障碍的程度和特点	7		
		伴随症状	6		
	对患者的影响	安全	6		
		营养	6		
		大小便	6		
		压疮	6		
		感染	6		
	病史与诱因	与意识障碍有关的疾病史,有无明显的诱因	5		
	诊断、治疗与护理经过	已接受的辅助检查项目及结果	5		
		已采用的治疗或护理措施	5		
问诊后处理(10 分)	安置整理	协助患者整理衣物,取舒适体位	1		
		整理床单位和用物	1		
	洗手记录	洗手	1		
		正确记录	7		

续表 1–22

项目	考核内容	分值	得分	说明
综合评价(10 分)	问诊规范、熟练、全面	5		
	沟通有效,以患者为中心,态度和蔼,体现人文关怀	5		
提问(5 分)		5		
总分(100 分)		100		

【测一测】

1. 患者接近于不省人事的意识状态,处于熟睡状态,在强烈刺激下可被唤醒,但很快再入睡。其意识障碍程度为(　　)

A. 嗜睡　　B. 意识模糊　　C. 昏睡

D. 浅昏迷　　E. 深昏迷

2. 患者意识障碍,对各种强刺激无反应,且一侧瞳孔散大,可能发生了(　　)

A. 休克　　B. 癫痫　　C. 脑疝

D. 低血压　　E. 吗啡中毒

【知识拓展】

去大脑皮质综合征

去大脑皮质综合征,又称醒状昏迷。患者无意识,瞳孔对光反射存在,有咀嚼和吞咽动作,呈昏睡状。是由大脑皮质广泛性病变所引起的皮质功能丧失,而皮质下功能保存的一种特殊意识障碍状态。可由多种原因引起,常见于大脑广泛性缺氧、血液循环障碍及各种严重的脑病。临床表现为有觉醒和睡眠周期,醒时睁眼似能视物或双眼无目的游动,貌似清醒,但实际上并无任何意识活动,不能理解言语,亦无自发言语及有目的的自主活动。皮质下的无意识活动及各种反射如瞬目、咀嚼、吞咽、瞳孔对光反射、角膜反射等却十分活跃,且对疼痛刺激有回避动作。随皮质功能的康复逐渐出现不同程度的意识活动,若恢复不全则遗有程度不同的智能障碍,呈痴呆状态,或长期处于去大脑皮质状态。

(王璋琳)

第二部分

体格检查

体格检查是护士运用自己的感官，或借助简单的检查器具如体温计、血压计、听诊器和叩诊锤等，客观评估患者身体状况的最基本检查方法。一般在问诊之后进行，通过对患者进行体格检查，进一步验证问诊中获得的有临床意义的健康信息，同时发现患者存在的体征，为确定护理诊断提供客观依据。

一、常用器具

体格检查常用的器具见表2-1。

表2-1 体格检查常用的器具

种类	器具名称
一般器具	体温计、血压计、听诊器、手电筒、叩诊锤、压舌板、眼底镜、耳镜、别针或大头针、软尺、直尺、消毒棉签、标记笔等
其他器具	鼻窥镜、音叉、视力表、手套、润滑剂等

二、检查注意事项

1. 检查环境安静、舒适，具有私密性，室温合适，光线柔和。
2. 护士衣着整洁，举止端庄，态度和蔼，洗净双手，必要时做好隔离消毒工作。
3. 护士应有高度的责任感和良好的医德修养，尊重、关心、体贴患者，以患者为中心。
4. 检查前先向患者说明自己的身份、检查的目的与要求，以取得患者的合作。
5. 护士站于患者右侧，充分暴露患者的检查部位，按一定的顺序，动作轻柔、准确、规范，检查内容完整而有重点，避免不必要的重复和遗漏。
6. 检查过程中手脑并用，边检查边思考。
7. 检查结束后应就检查结果向患者作必要的解释和说明。
8. 根据病情变化随时复查以发现新的体征，不断补充和修正检查结果，调整和完善护理诊断与相应的护理措施。

三、基本检查方法

体格检查的基本方法包括视诊、触诊、叩诊、听诊和嗅诊。要熟练掌握和运用这些方法并使评估结果准确可靠，必须反复地练习和实践，同时还需具备丰富的医学基础知识和护理学专业知识。

（一）视诊

视诊是用视觉观察患者全身及局部状态的评估方法，是体格检查的第一步。通过视诊观察全身一般状态及全身和局部的外部表现。全身一般状态如年龄、性别、发育、营养、面容、表情、体位、步态等；局部状态如皮肤、黏膜、头颅大小、胸廓、腹形、骨骼、关节四肢等。视诊方法简便易行，适用范围广，可提供重要的评估资料和线索，但必须有丰富的医学知识和临床经验,并通过深入、细致的观察,才能发现有重要意义的临床征象,否则会出现视而不见的情况。视诊时需注意以下事项。

(1)患者应充分暴露被检部位,视诊应当全面系统,以免遗漏,并作两侧对比。视诊中应当根据主诉和鉴别诊断的需要,有的放矢地进行。

(2)视诊时光线应柔和、无色。视诊最好在自然光线下进行,夜间在普通灯光下常不易辨别黄疸和发绀,苍白和皮疹也不易看清楚。侧面来的光线对观察搏动或肿物的轮廓很有帮助。

(3)视诊既可通过护士的眼睛直接进行观察,也可以利用某些仪器进行观察,如眼底、鼓膜等,分别需要借助眼底镜、耳镜帮助检查。

(4)环境应当温暖,体位和裸露部分应当根据视诊的部位决定,并根据需要做一些动作,以配合检查。

(二)触诊

触诊是护士通过手与患者检查部位接触后的感觉或观察患者的反应,发现其受检部位有无异常的检查方法。触诊能验证视诊收集的资料,也可以明确或补充视诊尚未确定的一些体征,还可以发现视诊未能发现的体征。触诊在全身体格检查中应用范围广,尤其在腹部检查中最常采用。手的不同部位对触觉的敏感度不同,手背对于温度较为敏感,指腹和掌指关节的掌面最为敏感,因此多用这两个部位进行触诊。

1.触诊方法　根据触诊时手按压力度不同,可分为浅部触诊法和深部触诊法。临床上应根据需要选择适当的触诊方法。

(1)浅部触诊法:护士一只手轻放于患者被检查的部位上,利用掌指关节和腕关节的协同动作,以旋转或滑动的方式触摸。浅部触诊的按压深度为1~2 cm,一般不会引起患者痛苦及肌肉紧张。主要用于检查腹部有无压痛、抵抗感、搏动感、包块或某些肿大的脏器。

(2)深部触诊法:护士单手或双手重叠,由浅入深,逐渐加压,以达深部。深部触诊可触及的深度常在2 cm以上,有时可达4~5 cm。主要用于检查腹腔病变和脏器情况。根据检查目的和手法的不同又可分为以下几种。

1)深部滑行触诊法:嘱患者张口平静呼吸,或与患者谈话以转移其注意力,使腹壁尽量松弛。护士以并拢的示指、中指、环指指端逐渐触向腹腔的脏器或包块,在被触及的脏器或包块做上、下、左、右的滑动触摸。如为肠管或条索状包块,则沿与长轴相垂直方向滑动触诊。常用于检查腹腔深部包块和胃肠的病变。

2)双手触诊法:右手置于受检查部位,左手置于被检查脏器或包块的后部,并将其推向右手方向,左手除起固定作用外,还可以使被检查脏器或包块更接近体表,以利于右手触诊。常用于检查肝、脾、肾和腹腔的肿块。

3)深压触诊法:以拇指或并拢的示指、中指逐渐深压,用以探查腹腔深部病变或确定压痛点,如阑尾压痛点和胆囊压痛点等。在检查反跳痛时,在手指深压的基础上稍停2~3 s,迅速将手抬起,并询问患者是否感觉疼痛加重或观察患者是否出现痛苦表情。

4)冲击触诊法:又称浮沉触诊法。右手示指、中指、环指并拢以70°~90°的角度置于腹壁检查的部位,做数次急速而较有力的冲击动作。在冲击时即会有腹腔脏器在指端浮沉的感觉。这种方法一般只用于大量腹水使腹腔脏器或包块难以触及者。因急速冲击可使腹水在脏器表面暂时移去，脏器随之浮起，使指端易于触及增大的肝、脾或腹腔包块。冲击触诊会使患者感到不适，操作时应避免用力过猛。

2. 触诊注意事项

(1)护士应先向患者说明触诊目的和配合要求，让患者放松以便进行检查。

(2)护士指甲要剪短，手要温暖、干燥，动作要轻柔。

(3)患者应取适当体位，腹部触诊通常取仰卧位，双腿屈曲，双臂置于体侧，腹肌尽可能放松。

(4)检查下腹部时，应嘱患者排空大小便，以免将充盈的膀胱或粪块误诊为肿块。

(5)触诊时应由浅到深，由轻到重，先检查健康的部位，再检查可能有病变的部位。

(6)要熟悉脏器的正常位置、大小以及正常的变异，以免将腹直肌、浮肋、游走肾或器官异位误以为肿块。

(三)叩诊

叩诊是护士用手指、手掌、拳头等叩击被检查身体表面，使之振动而产生音响，根据振动和音响的特点来判断受检部位有无异常，或根据是否出现疼痛来判断病变的方法。叩诊多用于确定受检部位组织或器官的位置、大小、形状及密度，如心、肺、肝等脏器的边界，腹水的有无及量等，在胸、腹检查中尤为重要。

1. 叩诊方法　根据不同的叩诊手法和目的，可分为直接叩诊法和间接叩诊法两种。

(1)直接叩诊法：护士用并拢的右手示指、中指、环指的掌面直接拍击检查的部位，借拍击的音响和指下的振动感来判断病变情况的方法。直接叩诊法适用于胸部或腹部面积较广泛的病变，如胸膜粘连或增厚、大量的胸腔积液或腹水等。

(2)间接叩诊法：

1)指指叩诊是指护士左手中指第二指节作为板指紧贴于检查部位，但不要重压，其余手指稍抬起，不要与体表接触。右手手指自然弯曲，以中指指端叩击左中指第二指关节处或第二节指骨的远端。叩击方向应与叩诊部位的体表垂直，叩诊时应以腕关节与掌指关节的运动为主，避免肘关节及肩关节参加运动，叩击后右手中指应立即抬起，以免影响音响的振幅与频率。在一个部位叩诊时，每次只需连续叩击 2～3 下，如未能获得明确印象，可再连续叩击 2～3 下，不间断地叩击反而不利于对叩诊音的分辨。叩击动作要灵活、短促、富有弹性。叩击力量要均匀适中，使产生的音响一致，才能正确判断叩诊音的变化。叩诊力量应视不同的检查部位、病变组织性质、范围大小或位置深浅等情况而定。病灶或检查部位范围小或位置浅，宜采取轻(弱)叩诊，如确定心、肝相对浊音界及叩诊脾界时；当受检部位范围比较大或位置比较深时，则需用中度力量叩诊，如确定心、肝绝对浊音界；若病变位置距体表约 7 cm 时则需用重(强)叩诊。

2)捶叩诊是护士将左手掌平置于受检部位，右手握拳后用其尺侧缘叩击左手背，观察并询问患者有无疼痛。主要用于检查肝区或肾区有无叩击痛。

2. 叩诊音　叩诊音是叩击受检部位产生的音响。由于组织或器官因密度、弹性、含气量以及与体表距离不同，叩诊时可产生不同的叩诊音。根据音调高低、音响强弱和持续的时间的不同，在临床上常分为清音、浊音、实音、鼓音、过清音五种。

(1)清音:是一种音调低、音响较强、振动持续时间较长的叩诊音。如叩击正常肺部的叩诊音,提示肺组织的弹性、含气量、致密度正常。

(2)浊音:是一种音调较高、音响较弱、振动持续时间较短的叩诊音。是叩击被少量含气组织覆盖的实质脏器的叩诊音,如叩击心脏或肝脏被肺脏的边缘所覆盖的部分。病理状态见于肺炎、肺不张(肺组织含气量减少)等。

(3)实音:又称重浊音或绝对浊音,是音调较浊音更高、音响更弱、振动持续时间更短的叩诊音。如叩击实质脏器心脏或肝脏所产生的音响。病理状态见于大量胸腔积液或肺实变等。

(4)鼓音:是与清音相比音响更强、振动持续时间也更长的叩诊音。即在叩击含有大量气体的空腔脏器时出现的叩诊音。正常人见于左侧前下胸的胃泡区及腹部。病理情况可见于肺空洞、气胸、气腹等。

(5)过清音:介于鼓音与清音之间,音调较清音低,音响较清音强,是正常成人不会出现的一种叩诊音。临床上常见于肺组织含气量增多、弹性减弱时,如肺气肿。

3. 叩诊的注意事项

(1)根据受检部位和检查目的而选择适当的叩诊方法。

(2)检查环境要安静,以免影响叩诊音的判断。

(3)检查环境要温暖,使患者肌肉充分放松,护士手要温暖。

(4)患者应选择合适的体位,如胸部叩诊,可取坐位或仰卧位,腹部叩诊常取仰卧位,少量腹水时,嘱患者侧卧位或肘膝位。

(5)叩诊要按一定顺序进行,并作两侧对比,注意对称部位音响的异同,还要注意不同病变部位的振动感差异。

(四)听诊

听诊是护士用耳或借助听诊器听取患者身体各部发出的声音,并根据音响强弱、音调高低、声音性质以及变化来判断脏器是否正常的一种检查方法。这些声音均可为评估提供有价值的线索,常用于心脏、肺脏、腹部的评估。听诊是体格检查方法中的难点与重点。

1. 听诊方法　听诊可分为直接听诊法和间接听诊法两种方法。

(1)直接听诊法:指用耳直接贴附在患者的受检部位上进行听诊,用这种方法所听得的体内声音很微弱。目前只在某些特殊或紧急情况下才采用。

(2)间接听诊法:是指用听诊器进行听诊的方法。可在任何体位时使用,而且能起到放大声音的作用。听诊器由耳件、体件及软管三部分组成。体件常用的有膜型和钟型两种。膜型体件适于听取高调声音,钟型体件适于听取低调声音。间接听诊法的使用范围广,除心脏、肺脏、腹部外,还可用于听诊血管、皮下气肿、关节活动、骨摩擦音等。

2. 听诊注意事项

(1)检查环境应安静和温暖,使用听诊器前使听诊体件暖和后再接触患者体表。

(2)听诊前应注意检查耳件方向是否正确,硬管和软管管腔是否通畅。

(3)听诊部位应充分显露,切忌隔着衣服听诊,以免衣服摩擦发出音响;体件应紧贴体表,避免与皮肤摩擦产生附加音,但也不宜过度用力,导致患者不适。

(4)听诊时应根据病情嘱患者取适当的体位，一般取坐位或卧位，有时需配合呼吸运动或变换体位后再听诊。

(5)听诊时注意力要集中，听诊一个器官时应摒除其他器官音响的干扰，如听肺部呼吸音或啰音时，应排除心音和心脏杂音。

(6)听诊肺部时应上、下、左、右进行对比。

(五)嗅诊

嗅诊是通过嗅觉来判断患者的异常气味与疾病之间关系的一种检查方法。气味大都来自皮肤、黏膜、呼吸道、胃肠道、呕吐物、排泄物和脓液等。嗅诊时，护士可用手将气味轻轻扇向自己的鼻部，仔细判断气味的特点与性质，可提供有价值的资料。临床上经常用嗅诊检查的有汗味、呼吸味、痰液味、呕吐物味、粪便味、尿液味和脓液味等，其临床意义见表2-2。

表2-2　临床常见气味及其临床意义

气味来源	临床意义
汗液	酸性汗味见于发热性疾病或长期服用解热镇痛药物者 特殊的狐臭味见于腋臭者
呼吸	浓烈的酒精味见于饮酒后 刺激性大蒜味见于有机磷中毒 烂苹果味见于糖尿病酮症酸中毒 氨味见于尿毒症 肝腥味见于肝性脑病
痰液	血腥味见于大咯血 恶臭味提示可能为厌氧菌感染，见于支气管扩张症或肺脓肿
呕吐物	酸臭味提示食物在胃内停留时间长，见于幽门梗阻 粪臭味见于肠梗阻
粪便	腐败性臭味多因消化不良引起 腥臭味见于细菌性痢疾 肝臭味见于阿米巴痢疾
尿液	浓烈的氨味多因尿液在膀胱内被细菌发酵，多见于膀胱炎或尿潴留 鼠尿味见于苯丙酮尿症 腐臭味见于膀胱癌晚期
脓液	恶臭味提示可能为气性坏疽或厌氧菌感染

(王璋琳)

实训一

一般检查

【案例导入】

患者,男,55 岁。因“胃部间断性疼痛半年”入院,经检查考虑诊断为胃癌晚期。责任护士通过问诊已经详细了解其健康史,现需对其进行体格检查。

问题:

1. 对该患者进行体格检查的内容及方法有哪些?
2. 该患者可能出现什么面容?
3. 该患者的营养状态是什么?如何进行检查?
4. 如何为该患者进行浅表淋巴结检查?

【实训目的】

1. 掌握一般检查的内容、方法及正常表现。
2. 理解一般检查的异常体征及其临床意义。
3. 能够为患者正确进行一般检查。
4. 具有保护患者隐私,关心、尊重患者的人文关怀精神。

【护理评估】

1. 护士准备　着装整洁、修剪指甲、洗手、戴口罩。
2. 患者准备　核对,解释以取得合作,协助取合适体位。
3. 用物准备　体温计、听诊器、血压计、压舌板、手电筒、软尺、皮褶厚度计、体重计、记录单、笔等。
4. 环境准备　环境温暖,安静,宽敞明亮,安全,整洁。

【操作流程】

一般检查主要是通过视诊对患者全身情况进行概括性评价,必要时辅以触诊等检查方法。一般检查包括全身状态、皮肤和浅表淋巴结的检查。

全身状态检查方法以视诊为主,有时需配合触诊或借助体温计、血压计、听诊器等进行检查,见表 2-3。

表2-3　全身状态检查操作流程

操作内容	说明
1. 性别　观察生殖器与第二性征的发育情况是判断性别的主要依据	评估中应注意性别与疾病的关系 (1)某些疾病可使性发育和体征发生改变 (2)有些疾病的发病率与性别有关
2. 年龄　通过问诊患者或知情者	可通过观察皮肤的弹性与光泽、肌肉状态、毛发的颜色与分布、面与颈部皮肤的皱纹，以及牙齿的状态粗略估计
3. 生命体征 (1)体温：测量体温通常使用的方法有3种 1)腋测法：将体温计水银头放在患者腋窝深处，嘱患者用上臂将体温计夹紧，放置10 min后取出，观察数值 2)口测法：将消毒过的体温计水银端置于患者舌下，嘱患者紧闭口唇，用鼻腔呼吸，以免冷空气进入口腔影响口腔内的温度，放置5 min后拿出，观察数值 3)肛测法：嘱患者取侧卧位，将肛门体温计头端涂以润滑剂，缓缓插入肛门，插入深度到体温计长度的1/2为止，放置5 min后拿出，观察数值 (2)脉搏和呼吸： 1)嘱患者手臂放于舒适位置，护士以并拢的示指、中指、环指指腹按压在桡动脉表面，测量30 s×2，得脉搏结果。注意双侧对比 2)以诊脉状观察患者胸腹起伏，一起一伏为1次呼吸，测量30 s×2，得呼吸结果 (3)血压： 1)嘱患者安静休息5～10 min，取仰卧位或坐位，全身放松，裸露一侧上肢，自然伸直并外展。血压计零点、肘窝处肱动脉、右心房三者应在同一水平线上，袖带的气囊部分对准肱动脉，紧贴皮肤缠于上臂，袖带下缘应在肘窝上方2～3 cm处，松紧以插入1指为宜 2)将听诊器体件置于肘窝处肱动脉上，向袖带的气囊内充气，待肱动脉搏动消失，继续充气使汞柱升高20～30 mmHg，随后以恒定速度缓慢放气，使汞柱以每秒大约2 mmHg速度下降，并平视汞柱对应的数值 3)当听到第一次声响时的汞柱数值为收缩压，随着汞柱下降，声音逐渐增强，然后声音突然变小而低沉，最终声音消失，声音消失时的汞柱数值为舒张压 4)解袖带并整理患者衣袖，右倾45°关水银槽开关，整理好血压计	腋温正常范围36.0～37.0 ℃ 口温正常范围36.3～37.2 ℃ 肛温正常范围36.5～37.7 ℃ 正常情况下，成人脉率60～100次/min，节律整齐，强度一致，两侧差异很小 正常成人安静状态下，呼吸12～20次/min，呼吸与脉搏之比为1∶4 正常血压：收缩压<120 mmHg和舒张压<80 mmHg。 正常脉压（收缩压与舒张压之差）为30～40 mmHg。 血压的计量单位为kPa（千帕）或mmHg（毫米汞柱） 二者的换算公式为1.33 kPa≈10 mmHg，即1.0 kPa≈7.5 mmHg 血压的记录方法：血压记录以“收缩压/舒张压kPa（或mmHg）”表示，如14.7/9.3 kPa（110/70 mmHg）

续表 2-3

操作内容	说明
4. 发育与体型 (1)发育:以年龄与智力、体格成长状态(如身高、体重及第二性征)之间的关系来判断发育是否正常 (2)体型: 1)无力型(瘦长型):身高肌瘦、颈细长、肩窄下垂、胸廓扁平,腹上角小于90° 2)正力型(匀称型):身体各部分结构匀称适中,腹上角90°左右。正常成人多为此体型 3)超力型(矮胖型):身短粗壮、颈粗短、肩宽平、胸围大,腹上角大于90°	发育正常者,其年龄、智力与体格的成长状态处于均衡一致 判断成人发育正常的指标如下 (1)头部的长度为身高的1/8~1/7 (2)胸围为身高的1/2 (3)双上肢充分伸展后距离与身高基本相等 (4)身体上部量(头顶至耻骨联合上缘)与下部量(耻骨联合上缘至足底)基本相等
5. 营养状况 (1)综合评价:通过皮肤、毛发、皮下脂肪、肌肉发育等综合判断 (2)体重指数:BMI=体重(kg)/身高$(m)^2$ (3)测量皮褶厚度:嘱患者取立位,两上肢自然下垂,护士站于其后,以拇指和示指在肩峰至尺骨鹰嘴连线中点的上方2 cm处捏起皮褶,捏起点两边的皮肤须对称,然后用重量压力为10 g/mm^2的皮褶计测量,夹住后3 s内读数。一般取3次测量的均值	营养状况分良好、中等、不良3个等级 正常人营养状况良好 我国成人BMI的正常范围为18.5~23.9 kg/m^2 正常皮褶厚度范围为男性13.1 mm±6.6 mm,女性21.5 mm±6.9 mm
6. 意识状态　见第一部分实训十意识障碍问诊	正常人意识清晰,反应敏捷精确,思维活动正常,语言流畅、准确,言能达意
7. 面容与表情　观察患者的面容与表情	正常人表情自然、神态安怡
8. 体位　观察患者的体位	正常人能够自如变换体位
9. 步态　观察患者的步态	

皮肤检查的主要方法为视诊,有时需配合触诊,见表2-4。

表2-4　皮肤检查操作流程

操作内容	说明
1. 颜色与完整性　观察患者皮肤颜色,有无皮疹、压疮、皮下出血、肝掌和蜘蛛痣等	蜘蛛痣检查:用棉签或火柴杆压迫蜘蛛痣的中心,其辐射状小血管网立即消失,去除压力后又复出现
2. 湿度与温度　护士用手背触摸患者皮肤,感知温度	正常人皮肤温暖,寒冷环境中手、足部温度可稍低

续表 2-4

操作内容	说明
3. 弹性　护士以示指和拇指将患者手背或上臂内侧皮肤捏起，1～2 s 松开，观察皮肤皱褶恢复的速度，注意两侧对比	松手后如皮肤皱褶迅速平复为弹性正常
4. 水肿 (1)视诊：观察患者皮肤有无紧张、发亮 (2)触诊：护士以拇指按压患者骨前皮肤 3～5 s 后去除压力，观察受压部位有无凹陷及恢复的速度	常用的检查部位有：胫骨前、踝部、足背、腰骶部及额前等浅表骨面部位

浅表淋巴结检查方法包括视诊和触诊，以触诊为主。触诊时，护士以并拢的示指、中指、环指三指紧贴检查部位，由浅入深，以指腹按压。滑动方式应取相互垂直的多个方向或转动式滑动，此有助于淋巴结与肌肉和血管结节的鉴别。检查顺序：耳前、耳后、枕部、颌下、颏下、颈前、颈后、锁骨上窝、腋窝、滑车上、腹股沟和腘窝淋巴结，见表 2-5。

表 2-5　浅表淋巴结检查操作流程

操作内容	说明
1. 头部淋巴结　患者采取坐位或仰卧位，护士面对患者 (1)耳前淋巴结：护士右手触患者左侧耳屏的前方，左手触右侧耳屏的前方，双手或单手对患者进行滑动触摸 (2)耳后淋巴结：护士右手触患者左侧耳后乳突表面，左手触右侧耳后乳突表面，双手或单手对患者进行滑动触摸 (3)枕淋巴结：护士右手触患者左侧枕骨皮下，左手触右侧枕骨皮下，双手或单手对患者进行触摸	头部淋巴结位置如下 (1)耳前淋巴结：位于耳屏的前方 (2)耳后淋巴结：位于耳后乳突表面，胸锁乳突肌止点处 (3)枕淋巴结：位于枕部皮下，斜方肌起点与胸锁乳突肌止点之间 (4)颌下淋巴结：位于颌下腺附近，下颌角与颏部中间的部位 (5)颏下淋巴结：位于颏下三角内，下颏舌骨肌表面，两侧下颌骨前端中点的后方
2. 颈部淋巴结　患者采取坐位或仰卧位，护士面对患者 (1)颈前淋巴结：嘱患者头稍低或偏向检查侧，护士手指紧贴检查部位，由浅入深进行滑动触摸 (2)颈后淋巴结：嘱患者头稍低或偏向检查侧，护士手指紧贴颈后淋巴结，由浅入深进行滑动触摸 (3)锁骨上淋巴结：患者头部稍向前倾，护士用左手触患者右侧，右手触患者左侧，由浅部逐渐触至锁骨后深部	颈部淋巴结位置如下 (1)颈前淋巴结：位于胸锁乳突肌表面及下颌角处 (2)颈后淋巴结：位于斜方肌前缘 (3)锁骨上淋巴结：位于锁骨与胸锁乳突肌形成的夹角处

续表 2-5

操作内容	说明
3. 上肢淋巴结 (1)腋窝淋巴结: 1)先检查左侧,后检查右侧,以右手检查左腋窝,左手检查右腋窝 2)左侧腋窝:患者采取坐位或仰卧位,护士面对患者,以左手握住患者左腕外展呈45°角,右手手指并拢,掌面贴近胸壁向上逐渐达腋窝顶部,按下列顺序进行检查:尖群—中央群—胸肌群—肩胛下群—外侧群。检查外侧群时将患者外展之臂下垂,触诊腋窝外侧壁 3)右侧腋窝:检查右侧腋窝淋巴结,护士右手握住患者右手腕,左手触摸,方法同检查左侧 (2)滑车上淋巴结: 1)左侧滑车上淋巴结:患者采取坐位或仰卧位,护士面对患者,左手握住患者左手腕抬至胸前,右手掌面向上,小指抵在肱骨内上髁,以并拢的示指、中指、环指在肱二头肌与肱三头肌沟中纵行、横行滑动触摸 2)右侧滑车上淋巴结:护士右手握患者右手腕,左手触摸,方法同检查左侧	1. 腋窝淋巴结位置　分为5群 (1)腋尖淋巴结群:位于腋窝顶部 (2)中央淋巴结群:位于腋窝内侧壁近肋骨及前锯肌处 (3)胸肌淋巴结群:位于胸大肌下缘深部 (4)肩胛下淋巴结群:位于腋窝后皱襞深部 (5)外侧淋巴结群:位于腋窝外侧壁 2. 滑车上淋巴结位置　位于上臂内侧,内上髁上方3~4 cm处,肱二头肌与肱三头肌之间的间沟内
4. 下肢淋巴结 (1)腹股沟淋巴结:患者取仰卧位,双下肢屈曲,护士站于右侧以并拢的示指、中指、环指指腹在腹股沟区进行滑动触摸上、下两群淋巴结,先上后下 (2)腘窝淋巴结:患者取仰卧位,护士站在患者右侧,右手托起患者小腿,护士以并拢的示指、中指、环指指腹触及腘窝,由浅入深滑动触诊至深部,先左后右	1. 腹股沟淋巴结位置　位于腹股沟韧带下方的股三角内,又可分为上、下两群 (1)上群:位于腹股沟韧带下方,与韧带平行排列 (2)下群:位于大隐静脉上端,沿静脉走向排列 2. 腘窝淋巴结位置　位于小隐静脉与腘静脉的汇合处
正常浅表淋巴结体积较小,直径在0.2~0.5 cm,质地柔软,表面光滑,无压痛,与毗邻组织无粘连,不易被触及,亦无压痛	如触及肿大的淋巴结时应注意:部位、大小、数目、硬度、有无压痛、活动度、界限是否清楚,以及局部皮肤有无红肿、瘢痕和瘘管等,同时寻找引起淋巴结肿大的原发病灶

【评分标准】

见表2-6。

表 2-6　一般检查评分标准

<table>
<tr><th colspan="3">项目</th><th>考核内容</th><th>分值</th><th>得分</th><th>说明</th></tr>
<tr><td rowspan="3">素质要求
（3 分）</td><td colspan="2">仪表举止</td><td>仪表大方，举止端庄</td><td>1</td><td></td><td></td></tr>
<tr><td colspan="2">服饰</td><td>服装、鞋帽整洁，着装符合要求</td><td>1</td><td></td><td></td></tr>
<tr><td colspan="2">报告内容</td><td>考生报告号码及考试项目
语言流畅，态度和蔼，面带微笑</td><td>1</td><td></td><td></td></tr>
<tr><td rowspan="4">操作前准备
（7 分）</td><td colspan="2">患者</td><td>核对患者，评估患者状况，解释该项操作的相关事项，征得患者同意使之愿意合作</td><td>2</td><td></td><td></td></tr>
<tr><td colspan="2">环境</td><td>温、湿度适宜，安静，整洁，光线适中</td><td>1</td><td></td><td></td></tr>
<tr><td colspan="2">用物</td><td>用物准备齐全</td><td>2</td><td></td><td></td></tr>
<tr><td colspan="2">护士</td><td>修剪指甲、洗手、戴口罩</td><td>2</td><td></td><td></td></tr>
<tr><td rowspan="11">操作过程
（65 分）</td><td colspan="2" rowspan="5">全身状态</td><td>性别、年龄</td><td>2</td><td></td><td></td></tr>
<tr><td>生命体征</td><td>8</td><td></td><td></td></tr>
<tr><td>发育与体型</td><td>2</td><td></td><td></td></tr>
<tr><td>营养状态</td><td>2</td><td></td><td></td></tr>
<tr><td>意识状态、面容与表情、体位、步态</td><td>4</td><td></td><td></td></tr>
<tr><td colspan="2" rowspan="4">皮肤</td><td>颜色与完整性</td><td>2</td><td></td><td></td></tr>
<tr><td>湿度与温度</td><td>2</td><td></td><td></td></tr>
<tr><td>弹性</td><td>2</td><td></td><td></td></tr>
<tr><td>水肿</td><td>2</td><td></td><td></td></tr>
<tr><td rowspan="2">浅表淋巴结</td><td>检查顺序</td><td>耳前、耳后、枕部、颌下、颏下、颈前、颈后、锁骨上窝、腋窝、滑车上、腹股沟、腘窝的淋巴结</td><td>34</td><td></td><td></td></tr>
<tr><td>检查方法</td><td>以并拢的示指、中指、环指三指紧贴检查部位，由浅入深，以指腹按压滑动方式，应取相互垂直的多个方向或转动式滑动</td><td>5</td><td></td><td></td></tr>
<tr><td rowspan="4">操作后处理
（10 分）</td><td colspan="2" rowspan="2">安置整理</td><td>协助患者整理衣物，取舒适体位</td><td>1</td><td></td><td></td></tr>
<tr><td>整理床单位和用物</td><td>1</td><td></td><td></td></tr>
<tr><td colspan="2" rowspan="2">洗手记录</td><td>洗手</td><td>1</td><td></td><td></td></tr>
<tr><td>正确记录</td><td>7</td><td></td><td></td></tr>
<tr><td colspan="3" rowspan="3">综合评价（10 分）</td><td>程序规范，操作熟练，注意安全</td><td>3</td><td></td><td></td></tr>
<tr><td>沟通有效，以患者为中心，保护患者隐私，体现人文关怀</td><td>3</td><td></td><td></td></tr>
<tr><td>按时完成，______ min</td><td>4</td><td></td><td></td></tr>
<tr><td colspan="3">提问（5 分）</td><td></td><td>5</td><td></td><td></td></tr>
<tr><td colspan="3">总分（100 分）</td><td></td><td>100</td><td></td><td></td></tr>
</table>

【测一测】

1. 端坐体位常见于(　　)

A. 脊柱疾患　B. 胸腔积液　C. 心、肺功能不全

D. 腹膜炎　E. 胆绞痛

2. 患者,男,58 岁。左锁骨上有一鸡蛋大小的无痛性包块,质地坚硬。应首先考虑(　　)

A. 乳腺癌　B. 肺癌　C. 胃癌

D. 鼻咽癌　E. 骨肉瘤

3. 患者,男,60 岁,帕金森病。行动缓慢,步态不稳。该患者的步态为(　　)

A. 醉酒步态　B. 蹒跚步态　C. 剪刀步态

D. 慌张步态　E. 共济失调步态

4. 患者,女,25 岁。长期应用激素药物,检查面部饱满,皮肤发红,伴痤疮。该患者的面容属于(　　)

A. 肾病面容　B. 满月面容　C. 甲亢面容

D. 急性病容　E. 二尖瓣面容

5. 鹅口疮常见于(　　)

A. 猩红热　B. 麻疹　C. 维生素 C 缺乏

D. 长期使用广谱抗生素　E. 肾上腺皮质功能减退

【知识拓展】

常用血压计的种类

常用的血压计有水银柱式血压计、电子血压计和气压表式血压计 3 种。水银柱式血压计测量的准确性和稳定性较高;电子血压计外观轻巧、携带方便、操作简便、显示清晰,目前医院使用较多;气压表式血压计是用表头的机械动作来表示血压读数的,这种血压计的其余部分与水银柱式血压计基本相同,但其准确度不如水银柱式血压计。

(王璋琳)

实训二

头部检查

【案例导入】

患儿,7岁。因"咽部疼痛,伴发热、咳嗽3 h"就诊,经检查考虑诊断为急性上呼吸道感染。责任护士通过问诊已经详细了解其健康史,现需对其进行体格检查。

问题:

1. 对该患者进行体格检查的内容及方法有哪些?
2. 对该患者进行咽及扁桃体检查时,会有哪些异常体征?

【实训目的】

1. 掌握头部检查的内容、方法及正常表现。
2. 理解头部检查异常体征并解释其临床意义。
3. 能够对患者正确进行头部检查。
4. 具有保护患者隐私,关心、尊重患者的人文关怀精神。

【护理评估】

1. 护士准备　着装整洁、修剪指甲、洗手、戴口罩。
2. 患者准备　核对,解释以取得合作,协助取合适体位。
3. 用物准备　软尺、手电筒、检眼镜、瞳孔测量尺、视力表、色盲表、音叉、棉签、压舌板、记录单、笔等。
4. 环境准备　病室环境温暖,安静,宽敞明亮,安全,整洁。

【操作流程】

头部检查以视诊和触诊为主,检查内容包括头发与头皮、头颅及头面部器官。见表2-7。

表2-7　头部检查操作流程

操作内容		说明
头发与头皮	1. 头发　观察患者头发的颜色、疏密度,有无脱发及其特点	正常人头发颜色、曲直,疏密因人而异
	2. 头皮　护士拨开患者头发观察头皮颜色,有无头皮屑、头癣、疖、痈、血肿或瘢痕	正常头皮呈白色,有少量头皮屑

续表 2-7

操作内容		说明
头颅	1. 视诊　观察患者头颅大小、外形,有无异常运动 2. 触诊　触摸患者头颅有无压痛和异常隆起 3. 头围测量方法　患者取坐位,护士以软尺自眉间绕到颅后通过枕骨粗隆 1 周	正常成人头围 ≥53 cm,外形无异常,无异常运动
颜面及其器官	1. 眼　检查顺序由外向内,先右后左 (1)眼睑:眼睑分上睑和下睑。嘱患者睁眼和闭眼,观察有无异常 (2)结膜: 1)检查上睑结膜时,护士一只手固定患者头部,另一只手用拇指和示指捏住上眼睑中部的边缘,嘱患者双目下视,向前下方牵拉,示指向下压迫睑板上缘,并与拇指配合向上捻转,即可观察上睑结膜 2)检查下睑结膜时,嘱患者双目向上看,用拇指指腹向下牵拉下眼睑,观察结膜状况 (3)眼球:主要检查外形和运动。患者取坐位,护士示指置于患者正前方 30 ~ 40 cm 处,嘱其头部固定,眼球随示指方向按左→左上→左下,右→右上→右下 6 个方向移动。检查时注意眼球运动幅度、灵活性、双眼运动是否同步,有无眼球震颤、斜视、复视等 (4)眼压:嘱患者睁眼向下看,护士将双手示指置于患者上睑眉弓和睑板上缘之间,轻压眼球,感觉眼球波动的抗力,判断其软硬度 (5)角膜:用斜照光观察患者角膜的透明度,注意是否光滑、湿润,有无新生血管、云翳、白斑、溃疡、软化等 (6)巩膜:嘱患者双目向上看,用拇指指腹向下牵拉下眼睑 (7)虹膜:观察虹膜纹理、形态、有无裂孔 (8)瞳孔: 1)形状及大小:护士位于患者正前方,用一只手拇指、示指分开上下眼睑,在自然光线下观察瞳孔形状,另一只手持瞳孔测量尺测量瞳孔直径	正常睁眼时两侧眼裂相等,闭眼时上下眼睑闭合,无眼睑水肿等 检查结膜时注意有无苍白、黄染、充血、水肿、颗粒与滤泡、出血等 正常结膜为粉红色 正常人双侧眼球对称,无突出或凹陷 正常人双眼可随着示指所示 6 个方向移动 正常眼压范围为 11 ~ 21 mmHg 正常角膜透明,表面光滑、湿润、无血管 正常巩膜呈不透明瓷白色 正常虹膜纹理近瞳孔部分呈放射状排列,周边呈环形排列 正常瞳孔圆形,双侧等大,直径 2.5 ~ 4.0 mm

续表 2-7

操作内容		说明
颜面及其器官	2)对光反射:①直接对光反射。嘱患者双眼注视正前方,用手电筒光源直接照射一侧瞳孔,观察该侧瞳孔是否立即缩小,移开光源后是否迅速复原。②间接对光反射。嘱患者双眼注视正前方,护士用手分隔双眼,用手电筒光源直接照射一侧瞳孔,观察另一侧瞳孔是否立即缩小,移开光源后是否迅速复原	正常人当眼受到光线刺激后瞳孔立即缩小,移开光源后瞳孔迅速复原,为对光反射敏捷
	3)集合反射:护士将示指置于患者眼前 1 m 外,嘱其注视示指,然后将示指逐渐移向患者眼球,至距离眼球前 5 ~ 10 cm 处	正常人集合反射可见双眼内聚,瞳孔缩小
	(9)眼底检查:嘱患者不扩瞳和不戴眼镜,借助检眼镜观察视神经盘、视网膜血管、黄斑区及视网膜各象限	正常视神经盘卵圆形或圆形,边缘清楚,色淡红,颞侧较鼻侧稍淡,中央凹陷。动脉色鲜红,静脉色暗红,动、静脉管径的正常比例为 2 ∶ 3。黄斑部呈暗红色、无血管,视网膜透明,呈深橘色
	(10)视功能检查: 1)视力分为远视力和近视力,后者通常指阅读能力。检查远视力时使用远距离视力表,嘱患者距远距离视力表 5 m,分别检查两眼。如在 1 m 处不能辨认“0.1”行视标者,改为“数手指”,即辨认护士所示的手指数。手指移近眼前 5 cm 仍数不清者,改为指动检测。不能看到眼前指动者,到暗室中检测其光感是否存在,如光感消失,即为失明	距远距离视力表 5 m,看清“1.0”行视标者为正常视力 距近距离视力表 33 cm 处,看清“1.0”行视标者为正常视力
	2)色觉:嘱患者在距色盲表 50 cm 处读出数字或图像	正常人在 5 ~ 10 s 能说出表上的彩色数字或图像
	3)视野:护士与患者距离约 1 m 面对面坐,检查右眼时,遮住患者左眼,同时遮住护士右眼。在护士与患者中间距离处,护士将手指分别自上、下、左、右等不同方向从外周逐渐向眼的中央移动,嘱患者发现手指时立即示意	护士与患者在各方向同时看到手指,则视野大致正常
	2. 耳 (1)外耳及耳后区:护士将患者耳郭向后上牵拉,头部稍转向对侧,观察其耳郭有无畸形、结节、红肿及牵拉痛,外耳道有无溢液,乳突皮肤有无红肿,拇指按压乳突,观察有无压痛	正常外耳道皮肤正常,无溢液 正常乳突表面无红肿,触诊无压痛
	(2)中耳:护士先将耳郭向后上方牵拉,使外耳道变直,然后插入耳镜进行观察。注意有无鼓膜穿孔、内陷、外凸、颜色改变等	正常鼓膜呈半透明乳白色,圆形或椭圆形,紧张部中央向内凹入,松弛部较平坦

续表 2-7

操作内容		说明
颜面及其器官	(3)双耳粗听力:环境安静,嘱患者闭目,堵塞一侧耳道,护士以拇指与示指互相摩擦(或手持手表),自 1 m 以外逐渐移近其耳部,直到患者听到声音为止,测量距离。检测另一耳粗听力	正常人一般约在 1 m 处即可听到捻指音或机械表的嘀嗒声
	3. 鼻	
	(1)鼻外形与颜色:观察患者鼻部有无畸形、颜色有无异常、有无鼻翼扇动	正常人鼻外形、颜色正常
	(2)鼻腔:护士左手向上推患者鼻尖,右手持手电筒照射左右鼻腔。观察鼻黏膜、鼻部分泌物情况,有无鼻出血、鼻息肉、鼻中隔偏曲等	正常鼻黏膜湿润呈粉红色,无充血、膨胀或萎缩,鼻腔无异常分泌物
	(3)鼻窦:共 4 对,包括上颌窦、额窦、筛窦、蝶窦(不易在体表检查) 1)上颌窦:护士双手固定在患者耳后,双拇指分别置于左右颧骨下缘向后、向上按压,同时询问有无疼痛 2)额窦:护士双手固定在患者两侧颞部,两拇指分别置于左右眼眶上缘内侧,用力向后、向上按压,同时询问有无疼痛 3)筛窦:护士双手固定患者在耳后,拇指分别置于鼻根部与眼内眦之间向后压,同时询问有无疼痛	正常人鼻窦无压痛
	4. 口	
	(1)口唇:观察患者口唇颜色,有无干燥、皲裂、疱疹、口角糜烂或口角歪斜	正常口唇红润有光泽
	(2)口腔黏膜:在充分自然光线下或手电筒照射下进行,检查口底和舌底黏膜时,嘱其舌尖上翘触及硬腭。观察患者口腔黏膜有无异常	正常口腔黏膜光洁,呈粉红色
	(3)牙齿:观察患者牙齿的颜色、数目,有无龋齿、残根、缺牙、义齿等	正常牙齿白色,排列整齐,无龋齿、残根或缺牙
	(4)牙龈:观察患者牙龈形态、颜色及质地,注意有无肿胀、增生、萎缩、溢脓及出血等	正常牙龈呈粉红色,质坚韧且与牙颈部紧密结合,压迫后无出血及溢脓
	(5)舌:检查时,嘱患者伸舌,舌尖翘起,并左右侧移观察舌质、舌苔及舌的运动状态	正常舌质淡红,表面湿润,覆有薄白苔,伸出居中,活动自如无颤动
	(6)咽和扁桃体:嘱患者取坐位,头稍后仰,张口并发"啊"音,护士用压舌板于患者舌的前 2/3 与后 1/3 交界处迅速下压,此时软腭上抬,在照明的配合下即可见软腭、腭垂、咽腭弓、舌腭弓、扁桃体和咽后壁。检查时注意观察咽部颜色、对称性,有无充血、肿胀、分泌物及扁桃体的大小	正常人咽部无充血、红肿及黏液分泌增多,扁桃体不大

续表 2-7

操作内容		说明
颜面及其器官	(7)腮腺:检查腮腺有无肿大、压痛;腮腺导管开口于上颌第二磨牙相对的颊黏膜上,检查时注意导管口有无红肿及分泌物	正常人腮腺体薄而软,一般不能触及其轮廓

【评分标准】

见表2-8。

表 2-8 头部检查评分标准

项目			考核内容	分值	得分	说明
素质要求(3分)	仪表举止		仪表大方,举止端庄	1		
	服饰		服装、鞋帽整洁,着装符合要求	1		
	报告内容		考生报告号码及考试项目 语言流畅,态度和蔼,面带微笑	1		
操作前准备(7分)	患者		核对患者,评估患者状况,解释该项操作的相关事项,征得患者同意使之愿意合作	2		
	环境		温、湿度适宜,安静整洁,光线适中	1		
	用物		用物准备齐全	2		
	护士		修剪指甲、洗手、戴口罩	2		
操作过程(65分)	头皮和头发		视诊	2		
	头颅		视诊头颅大小、外形,有无异常运动	1		
			触诊有无压痛和异常隆起	1		
			测量头围	1		
	颜面及其器官	眼	眼睑、结膜、眼压、角膜、巩膜、虹膜	6		
			眼球运动	4		
			瞳孔:形状及大小、对光反射、集合反射	9		
			眼底、视功能检查	4		
		耳	外耳及耳后区	3		
			中耳	3		
			双耳粗听力	3		
		鼻	鼻外形与颜色	2		
			鼻腔	3		
			鼻窦	3		

续表 2-8

项目			考核内容	分值	得分	说明
操作过程（65 分）	颜面及其器官	口	口唇	2		
			口腔黏膜	2		
			牙齿、牙龈	4		
			舌	2		
			咽和扁桃体	8		
			腮腺	2		
操作后处理（10 分）	安置整理		协助患者整理衣物，取舒适体位	1		
			整理床单位和用物	1		
	洗手记录		洗手	1		
			正确记录	7		
综合评价（10 分）			程序规范，操作熟练，注意安全	3		
			沟通有效，以患者为中心，态度和蔼，体现人文关怀	3		
			按时完成，______ min	4		
提问（5 分）				5		
总分（100 分）				100		

【测一测】

1. 口腔黏膜出现蓝黑色斑片或点状色素沉着，应考虑的原因是（　　）

A. 猩红热　　B. 复发性口疮　　C. 肢端肥大症

D. 肾上腺皮质功能减退症　　E. 长期使用广谱抗生素

2. 外耳道有血液或脑脊液流出应考虑的原因是（　　）

A. 耳疖　　B. 脑疝　　C. 颅底骨折

D. 外耳道炎　　E. 急性中耳炎

3. 患者，女，22 岁。检查扁桃体时发现，扁桃体超过咽腭弓而未达咽后壁中线。其肿大程度为（　　）

A. Ⅰ度肿大　　B. Ⅱ度肿大　　C. Ⅲ度肿大

D. Ⅳ度肿大　　E. 正常

4. 双侧瞳孔散大伴对光反射消失见于（　　）

A. 有机磷农药中毒　　B. 阿托品药物反应　　C. 毒蕈中毒

D. 濒死状态　　E. 吗啡中毒

5. 鼻尖和鼻翼有皮肤发红、血管扩张和组织肥厚常见于（　　）

A. 猩红热　　B. 酒渣鼻　　C. 系统性红斑狼疮

D. 二尖瓣面容　　E. 库欣病

【知识拓展】

沙眼

沙眼是人类史上最古老的传染病之一。虽然中国已经完全清除沙眼，但是在世界范围内，沙眼至今还在肆虐，目前至少还有1.57亿人生活在沙眼风险地区，其中绝大部分都是非洲国家。汤飞凡，著名微生物学家、病毒学家，在1955年首次分离出沙眼衣原体，从而成为世界上发现如此重要的病原体的第一位中国人。

（王璋琳）

实训三

颈部检查

【案例导入】

患者，男，22 岁。今晨起洗漱时无意间触摸到颈部有肿块来院就诊。自觉近 1 个月来多食，消瘦，易流汗。经检查考虑诊断为甲状腺功能亢进症。责任护士通过问诊已经详细了解其健康史，现需对其进行体格检查。

问题：

1. 对该患者进行体格检查的内容有哪些？
2. 如何为该患者进行体格检查？会有哪些异常体征？

【实训目的】

1. 掌握颈部检查的内容、方法及正常表现。
2. 理解颈部检查异常体征并解释其临床意义。
3. 能够对患者正确进行颈部检查。
4. 具有保护患者隐私，关心、尊重患者的人文关怀精神。

【护理评估】

1. 护士准备　着装整洁、修剪指甲、洗手、戴口罩。
2. 患者准备　核对，解释以取得合作，协助取合适体位。
3. 用物准备　听诊器、记录单、笔等。
4. 环境准备　病室环境温暖，安静，宽敞明亮，安全，整洁。

【操作流程】

颈部两侧以胸锁乳突肌为界分为颈前三角和颈后三角。颈部检查应在平静而自然的状态下进行，患者最好取舒适坐位，充分暴露颈部和肩部。如患者取卧位，也应充分暴露。检查时手法应轻柔，当怀疑有颈椎疾患时更应注意。见表 2-9。

表 2-9　颈部检查操作流程

操作内容		说明
颈部外形与运动	观察患者颈部是否直立，两侧是否对称；嘱患者做伸屈、转动，观察活动是否自如	正常人颈部直立，两侧对称，伸屈、转动自如

续表 2-9

操作内容		说明
颈部血管	1. 颈静脉　患者取卧位或半坐位，护士观察颈静脉充盈水平及有无颈静脉搏动	正常人去枕平卧可稍见充盈，充盈水平不超过锁骨上缘至下颌角距离的2/3；坐位或半坐位时，颈静脉多不显露，亦看不到颈静脉搏动
	2. 颈动脉　在安静状态下，护士观察患者颈动脉搏动是否明显	正常人安静状态下看不到颈动脉搏动，剧烈活动后可见
甲状腺	1. 视诊　嘱患者取坐位，头稍后仰，嘱其做吞咽动作的同时，观察甲状腺的大小与对称性	正常人甲状腺外观不突出、如能看到其轮廓即可认为甲状腺肿大
	2. 触诊 (1)前面触诊：护士立于患者前面，一只手拇指施压于一侧甲状软骨，将气管推向对侧；另一只手示、中指在对侧胸锁乳突肌后缘向前推挤甲状腺侧叶，拇指在胸锁乳突肌前缘触诊，配合患者吞咽动作，重复检查，可触及被推挤的甲状腺；用同法检查另一侧甲状腺。用拇指从胸骨上切迹向上触摸甲状腺峡部，嘱患者吞咽，可感到此软组织在手指下滑动，判断有无增厚 (2)后面触诊：护士立于患者后面，一只手示、中指施压于一侧甲状软骨，将气管推向对侧，另一只手拇指在对侧胸锁乳突肌后缘向前推挤甲状腺，示、中指在其前缘触诊甲状腺，配合患者吞咽动作，重复检查；用同法检查另一侧甲状腺。用示指从胸骨上切迹向上触摸甲状腺峡部时嘱患者吞咽，可感到此软组织在手指下滑动，判断有无增厚	触诊包括甲状腺的大小、硬度、对称性、表面光滑度，有无结节及震颤等 正常人甲状腺表面光滑、柔软，不易触及
	3. 听诊　当触及肿大的甲状腺时，用钟型听诊器直接置于患者肿大的甲状腺上，听诊有无血管杂音	正常甲状腺听不到血管杂音
气管	嘱患者取坐位或仰卧位，使颈部处于自然直立状态。护士将右手示指与环指分别置于患者两侧的胸锁关节上，中指置于胸骨上窝气管上，观察中指是否在示指与环指中间	正常人两侧距离相等，气管位于颈前正中部

【评分标准】

见表 2-10。

表 2–10　颈部检查评分标准

项目			考核内容	分值	得分	说明
素质要求（3 分）	仪表举止		仪表大方，举止端庄	1		
	服饰		服装、鞋帽整洁，着装符合要求	1		
	报告内容		考生报告号码及考试项目 语言流畅，态度和蔼，面带微笑	1		
操作前准备（7 分）	患者		核对患者，评估患者状况，解释该项操作的相关事项，征得患者同意使之愿意合作	2		
	环境		温、湿度适宜，安静，整洁，光线适中	1		
	用物		用物准备齐全	2		
	护士		修剪指甲、洗手、戴口罩	2		
操作过程（65 分）	颈部外形与运动		视诊颈部外形与运动	5		
	颈部血管	颈静脉	充盈情况	5		
			搏动情况	5		
		颈动脉	搏动情况	5		
	甲状腺	视诊	观察甲状腺的大小与对称性	10		
		触诊	左右侧叶和峡部	20		
		听诊	有无杂音	10		
	气管	触诊	是否居中	5		
操作后处理（10 分）	安置整理		协助患者整理衣物，取舒适体位	1		
			整理床单位和用物	1		
	洗手记录		洗手	1		
			正确记录	7		
综合评价（10 分）			程序规范，操作熟练，注意安全	3		
			沟通有效，以患者为中心，态度和蔼，体现人文关怀	3		
			按时完成，______ min	4		
提问（5 分）				5		
总分（100 分）				100		

【测一测】

1. 下列可出现颈静脉搏动的是（　　）

A. 严重贫血　　　　B. 主动脉瓣关闭不全

C. 高血压　　　　D. 三尖瓣关闭不全

E. 甲状腺功能亢进症

2. 评估颈静脉怒张的最佳体位是(　　)

A. 站立位

B. 平卧位

C. 被评估者上半身与床面夹角>45°

D. 被评估者上半身与床面夹角<30°

E. 被评估者上半身与床面夹角 30°～45°

3. 甲状腺功能亢进症患者甲状腺肿大的特征是(　　)

A. 甲状腺出现结节改变

B. 甲状腺弥漫性对称肿大

C. 震颤或及血管杂音

D. 甲状腺可随吞咽动作上下移动

E. 甲状腺质地较柔软

4. 甲状腺肿大分为 3 度，Ⅱ度指(　　)

A. 甲状腺上有结节

B. 甲状腺触及震颤

C. 不能看到仅能触及

D. 超过胸锁乳突肌外

E. 能看到又能触及，但在胸锁乳突肌以内

（王璋琳）

实训四

胸廓与肺脏检查

【案例导入】

患者，男，70岁。反复出现咳嗽、咳痰20余年，10 d前上述症状加重，咳白色黏痰，不易咳出，伴有气促入院。经检查考虑诊断为慢性阻塞性肺疾病。责任护士通过问诊已经详细了解其健康史，现需对其进行体格检查。

问题：

1. 对该患者进行体格检查的内容有哪些？
2. 如何为该患者进行体格检查？会有哪些异常体征？

【实训目的】

1. 掌握胸廓与肺脏检查的内容、方法及正常表现。
2. 理解胸廓与肺脏异常体征并解释其临床意义。
3. 能够对患者正确进行胸廓与肺脏检查。
4. 具有保护患者隐私，关心、尊重患者的人文关怀精神。

【护理评估】

1. 护士准备　着装整洁、修剪指甲、洗手、戴口罩。
2. 患者准备　核对，解释以取得合作，协助取合适体位。
3. 用物准备　听诊器、直尺、记录单、笔、胸腹模拟人练习系统等。
4. 环境准备　病室环境温暖，安静，宽敞明亮，安全，整洁。

【操作流程】

胸廓与肺脏检查是胸部检查的重点内容之一。胸部检查应在安静、温暖和光线充足的环境中进行。被检查者取坐位或卧位，尽可能暴露整个胸廓。按视诊、触诊、叩诊和听诊的顺序，先检查前胸部和侧胸部，然后检查背部，注意两侧对比。见表2-11。

表 2-11 胸廓与肺脏检查操作流程

操作内容		说明
视诊	1. 胸廓外形　观察患者胸廓外形是否正常，前后径与左右径之比是否正常，左右胸廓是否对称，有无一侧或局部隆起或凹陷	正常成人胸廓两侧大致对称，呈椭圆形，前后径与左右径之比为 1∶1.5，老年人和小儿前后径略小于左右径或大致相等，呈圆柱形
	2. 胸壁　观察患者胸壁的营养状态、骨骼发育情况和皮肤，胸壁有无静脉曲张、肋间隙有无凹陷或膨隆	正常胸壁无明显静脉可见 正常肋间隙无凹陷和膨隆
	3. 呼吸运动　观察患者有无呼吸运动改变、呼吸困难	正常成年男性和儿童以腹式呼吸为主，成年女性以胸式呼吸为主
	4. 呼吸频率、深度与节律　观察患者双侧呼吸频率、深度与节律有无改变	正常成人静息状态下呼吸为 12～20 次/min，呼吸与脉搏之比为 1∶4
触诊	1. 胸廓扩张度 (1)检查前胸廓扩张度：护士两手掌置于患者胸廓前下部的对称部位，左右拇指分别沿两侧肋缘指向剑突，与前正中线的距离相等，手掌和伸展的手指置于前侧的胸壁，嘱患者做深呼吸运动，观察和比较双手移动度是否一致 (2)检查后胸廓扩张度：嘱患者取坐位或站立位，护士双手平置于患者背部，手掌腕关节约平第 10 肋骨水平，拇指与后正中线平行，并将两侧皮肤向中间轻推。嘱患者做深呼吸运动，观察和比较双手移动度是否一致	正常人平静呼吸或深呼吸时，两侧拇指随着胸廓活动而对称性离合
	2. 胸壁触诊 (1)胸壁压痛：护士用手指轻压胸壁及胸骨了解有无压痛 (2)皮下气肿：护士用手按压皮肤	正常人胸壁无压痛和皮下气肿 如果有皮下气肿，气体在皮下组织内移动，出现捻发感或握雪感
	3. 触觉语颤　护士以双手掌或双手掌的尺侧缘轻置于患者胸壁对称位置，嘱患者用同等强度音响重复发“yi”长音，然后双手交叉重复一次，先前胸(第 2、4、6 肋间水平)，后背部(肩胛间区第 3、6 胸椎水平，肩胛下区肩胛线第 9 胸椎水平，腋后线第 9 胸椎水平)，自上而下	边触诊边比较两侧相应部位语颤的异同，注意有无单侧、双侧或局部语颤的增强、减弱或消失 正常人双侧触觉语颤基本一致
	4. 胸膜摩擦感　护士双手平置于患者的胸壁上(胸廓的下前侧部或腋中线第 5、6 肋间最易触及胸膜摩擦感)，嘱患者做深呼吸运动	正常人呼吸运动时不产生摩擦感。若护士双手有两层皮革相互摩擦的感觉即为胸膜摩擦感

续表 2–11

	操作内容	说明
叩诊	1. 叩诊方法　叩诊前胸时，患者胸部稍向前挺；叩诊侧胸时，患者双臂抱头；叩诊背部时，患者上身略前倾，头稍低，双手交叉抱肘，尽可能使肩胛骨移向外侧	患者取仰卧位或坐位，按前胸、侧胸和背部的顺序进行叩诊，自上而下，由外向内，并注意对称部位叩诊音的比较
	2. 叩诊音　护士沿右锁骨中线，自第 2 肋间隙开始直至脐水平，分别叩出清音、浊音、实音和鼓音 4 种叩诊音	
	3. 肺界叩诊 (1)肺上界：即肺尖的宽度。护士自患者斜方肌前缘中点开始逐渐叩向外侧，当清音变为浊音时，标记该点；然后自斜方肌前缘中点向内侧方向叩诊，当清音变为浊音，再标记该点。两点之间的距离即为肺尖的宽度，又称克勒尼希(Kronig)峡 (2)肺前界：正常肺前界相当于心脏的绝对浊音界 (3)肺下界：嘱患者平静呼吸，自肺野的清音区开始，分别从锁骨中线第 2 肋间、腋窝顶部、肩胛线上第 8 肋间隙开始向下叩诊，当叩诊音由清音转为浊音时作一标记，即为肺下界 (4)肺下界移动范围：嘱患者平静呼吸，在肩胛线上叩出肺下界的位置，作一标记；然后嘱患者深吸气屏住呼吸，沿该线继续向下叩诊，由清音变为浊音时，即为肺下界的最低点并作标记；待患者恢复平静呼吸后，嘱其深呼气后屏住呼吸，重新沿肩胛线自上而下叩诊，由清音变为浊音时，即为肺下界的最高点并作标记。最高点与最低点之间的距离即为肺下界移动范围	正常肺尖的宽度为 4 ~ 6 cm，右侧较左侧窄 左肺前界相当于胸骨旁线第 4 ~ 6 肋间隙的位置，右肺前界相当于胸骨线的位置 正常人平静呼吸时两侧肺下界大致相等，于锁骨中线、腋中线和肩胛线上分别在第 6、第 8 和第 10 肋间隙 正常人肺下界移动范围相当于膈肌的移动范围，正常为 6 ~ 8 cm
听诊	1. 正常呼吸音 (1)体位：可坐位或卧位，微张口做均匀呼吸 (2)听诊顺序：一般从肺尖开始，自上而下、左右交替分别听诊前胸部、侧胸部和背部，听诊前胸部应沿锁骨中线和腋前线，听诊侧胸部应沿腋中线和腋后线，听诊背部应沿肩胛间区、肩胛线，自上而下，左右交替，逐一肋间进行	

续表 2-11

操作内容		说明
听诊	(3)听诊要求:每一听诊部位至少听诊 1 ~ 2 个呼吸周期,注意上下、左右对称部位对比,必要时请患者做深呼吸或咳嗽动作	正常呼吸音听诊位置如下 (1)支气管呼吸音:喉部、胸骨上窝、背部第 6、7 颈椎及第 1、2 胸椎附近 (2)支气管肺泡呼吸音:胸骨两侧第 1、2 肋间,肩胛间区第 3、4 胸椎 (3)肺泡呼吸音:除支气管呼吸音和支气管肺泡呼吸音听诊位置以外的部位
	2. 异常呼吸音、啰音　听诊有无异常呼吸音、啰音	正常人无异常呼吸音、啰音
	3. 语音共振　嘱患者重复发“yi”音,按第 2、4、6 肋间水平,左右交替,自上而下,依次听诊前侧胸壁左右、上下和内外语音共振的变化;后胸壁检查时,按肩胛间区第 3、6 胸椎水平,肩胛下区肩胛线第 9 胸椎水平,腋后线第 9 胸椎水平自上而下听诊	正常情况下,闻及的语音共振音节含糊难辨
	4. 胸膜摩擦音　用听诊器在患者前下侧胸壁进行听诊,可闻及似两层砂纸摩擦时产生的粗糙音,即为胸膜摩擦音。吸气末或呼气初较为明显,屏气时消失	正常人无胸膜摩擦音

【评分标准】

见表 2-12。

表 2-12　胸廓与肺脏检查评分标准

项目		考核内容	分值	得分	说明
素质要求（3 分）	仪表举止	仪表大方,举止端庄	1		
	服饰	服装、鞋帽整洁,着装符合要求	1		
	报告内容	考生报告号码及考试项目 语言流畅,态度和蔼,面带微笑	1		
操作前准备（7 分）	患者	核对患者,评估患者状况,解释该项操作的相关事项,征得患者同意使之愿意合作	2		
	环境	温、湿度适宜,安静整洁,光线适中	1		
	用物	用物准备齐全	2		
	护士	修剪指甲、洗手、戴口罩	2		

续表 2-12

项目		考核内容	分值	得分	说明
操作过程（65 分）	视诊	胸廓外形，胸壁，呼吸运动，呼吸频率、深度和节律	5		
	触诊	胸廓扩张度	5		
		胸壁	5		
		触觉语颤	5		
		胸膜摩擦感	5		
	叩诊	肺上界	5		
		肺下界	5		
		肺下界移动范围	10		
	听诊	正常呼吸音，有无异常呼吸音、啰音	10		
		语音共振	5		
		胸膜摩擦音	5		
操作后处理（10 分）	安置整理	协助患者整理衣物，取舒适体位	1		
		整理床单位和用物	1		
	洗手记录	洗手	1		
		正确记录	7		
综合评价（10 分）		程序规范，操作熟练，注意安全	3		
		沟通有效，以患者为中心，态度和蔼，体现人文关怀	3		
		按时完成，______ min	4		
提问（5 分）			5		
总分（100 分）			100		

【测一测】

1. 两肺底部闻及细湿啰音常提示（　　）

A. 肺炎　　B. 肺气肿　　C. 肺淤血

D. 支气管哮喘　　E. 急性肺水肿

2. 最易触及胸膜摩擦感的部位是（　　）

A. 肺尖部体表　　B. 前上胸壁

C. 锁骨中线第 5、6 肋间　　D. 腋中线第 5、6 肋间

E. 肩胛下区

3. 桶状胸可见于（　　）

A. 脓胸　　B. 肺结核　　C. 肺气肿

D. 自发性气胸　　E. 维生素 D 缺乏

4. 下列与胸膜摩擦音的特征不符的是（　　）

A. 吸气与呼气时均可听到　　B. 深呼吸时清晰

C. 胸骨左缘 3 ~4 肋间隙最易听到
D. 在听诊器体件上加压时可增强
E. 屏气时消失

5. 库氏呼吸可见于(　　)
A. 巴比妥中毒
B. 代谢性酸中毒
C. 颅内压增高
D. 呼吸肌麻痹
E. 脑动脉硬化

6. 异常支气管呼吸音是指在下列哪个部位听到的支气管呼吸音(　　)
A. 喉部
B. 胸骨上窝
C. 锁骨上窝
D. 正常肺泡呼吸音部位
E. 背部第 6、7 颈椎附近

【知识拓展】

硬币征

将一枚硬币贴在患者背部,用另一枚硬币叩击之。将听诊器体件置于前胸两侧对称部位,比较听到的叩击声。气胸侧的胸膜腔内气体起共鸣作用,因此听到清晰的金属叩击音,而健侧听到的叩击音比较模糊。

(王璋琳)

实训五

乳房检查

【案例导入】

患者，女，42 岁。洗澡时发现左乳房有一无痛性肿块，经检查考虑诊断为乳腺癌。责任护士通过问诊已经详细了解其健康史，现需对其进行体格检查。

问题：

1. 对该患者进行体格检查的内容有哪些？
2. 如何为该患者进行体格检查？会有哪些异常体征？

【实训目的】

1. 掌握乳房检查的内容、方法及正常表现。
2. 理解乳房检查异常体征并解释其临床意义。
3. 能够对患者正确进行乳房检查。
4. 具有保护患者隐私，关心、尊重患者的人文关怀精神。

【护理评估】

1. 护士准备　着装整洁、修剪指甲、洗手、戴口罩。
2. 患者准备　核对，解释以取得合作，协助取合适体位。
3. 用物准备　记录单、笔、模拟人等。
4. 环境准备　病室环境温暖，安静，宽敞明亮，安全，整洁。

【操作流程】

乳房检查应依据先健侧后患侧，先视诊后触诊的原则进行，除检查乳房外，还应检查引流乳房区域淋巴液的淋巴结。见表 2-13。

表 2-13　乳房检查操作流程

操作内容		说明
视诊	1. 对称性　观察两侧乳房大小、形状、位置是否对称	正常女性坐位时两侧乳房大小、形状、位置基本对称
	2. 乳房皮肤　观察患者乳房皮肤有无红肿、溃疡、皮疹、瘢痕和色素沉着等；嘱患者做双手上举过头或双手叉腰动作，观察乳房皮肤有无回缩	正常乳房皮肤无红肿、溃疡、皮疹、瘢痕和回缩
	3. 乳头　观察患者两侧乳头大小、位置，两侧是否对称，有无内陷与分泌物	正常乳头呈圆柱形，颜色相似，两侧大小相等、对称，无内陷和分泌物
	4. 腋窝和锁骨上窝　观察双侧腋窝和锁骨上窝有无红肿、溃疡、瘢痕和肿块	正常人双侧腋窝和锁骨上窝无红肿、溃疡、瘢痕和肿块

续表 2-13

操作内容		说明
触诊	1. 体位　患者取坐位或仰卧位。若取坐位，先两臂下垂，然后双臂高举过头或双手叉腰；若取仰卧位，应在肩下放一小枕抬高肩部，手臂置于枕后，使乳房能较对称地位于胸壁上以方便检查	触诊的内容为乳房硬度和弹性、有无压痛和包块，如触及包块，应注意其部位、大小、外形、数目、硬度、有无压痛及活动度；乳头有无硬结、弹性消失和分泌物
	2. 方法　护士将手指和手掌平置于患者乳房上，用指腹轻施压力，以旋转或来回滑动的方式进行触诊	为便于记录病变部位，通常以乳头为中心作一垂直线和水平线，将其分为外上象限、外下象限、内下象限、内上象限
	3. 检查顺序　先健侧后患侧。检查左侧乳房时，自外上象限开始，然后沿顺时针方向由浅入深触诊直至4个象限检查完毕，最后再用双手轻柔挤压乳头。以同样方法检查右侧乳房，沿逆时针方向进行。最后触诊腋窝、锁骨上窝及颈部淋巴结有无肿大或异常	正常乳房触诊有弹性，呈模糊的颗粒感和柔韧感，随不同年龄而有所区别 乳房较小者，护士可用一只手将乳房组织向胸壁挤压进行触诊 乳房下垂者，可用双手进行触诊，即护士用一只手自下面托住乳房，另一只手由上面向下加压进行触诊

注：检查时间以月经正常的女性在月经结束后第7～10天最佳。

【评分标准】

见表2-14。

表 2-14　乳房检查评分标准

项目		考核内容	分值	得分	说明
素质要求（3分）	仪表举止	仪表大方，举止端庄	1		
	服饰	服装、鞋帽整洁，着装符合要求	1		
	报告内容	考生报告号码及考试项目 语言流畅，态度和蔼，面带微笑	1		
操作前准备（7分）	患者	核对患者，评估患者状况，解释该项操作的相关事项，征得患者同意使之愿意合作	2		
	环境	温、湿度适宜，安静，整洁，光线适中	1		
	用物	用物准备齐全	2		
	护士	修剪指甲、洗手、戴口罩	2		

续表 2-14

项目		考核内容	分值	得分	说明
操作过程（65 分）	视诊	对称性	5		
		乳房皮肤	5		
		乳头	5		
		腋窝和锁骨上窝	5		
	触诊	体位	10		
		方法、顺序	20		
		内容：乳房硬度和弹性、压痛、包块、淋巴结	15		
操作后处理（10 分）	安置整理	协助患者整理衣物，取舒适体位	1		
		整理床单位和用物	1		
	洗手记录	洗手	1		
		正确记录	7		
综合评价（10 分）		程序规范，操作熟练，注意安全	3		
		沟通有效，以患者为中心，态度和蔼，体现人文关怀	3		
		按时完成，______ min	4		
提问（5 分）			5		
总分（100 分）			100		

【测一测】

1. 触诊乳房顺序中开始的部位是(　　)

A. 内上象限　　B. 外上象限　　C. 内下象限

D. 外下象限　　E. 乳头

2. 关于乳房检查的叙述，下列错误的是(　　)

A. 乳房皮肤呈“橘皮样”多见于乳腺癌

B. 皮肤发红伴热、肿、痛见于局部炎症

C. 疑有肿块时用手指提起乳房仔细挤压触摸

D. 病变部位按 4 个象限记录

E. 乳房触诊后应常规检查腋窝、锁骨上窝及颈部淋巴结

3. 患者，哺乳期女性，26 岁。高热、畏寒、左乳房胀痛 2 d。查体：左乳房外上象限红肿，有硬结包块。该患者可能发生了(　　)

A. 乳腺癌　　B. 乳腺乳头状瘤　　C. 急性乳腺炎

D. 乳腺纤维瘤　　E. 乳腺小叶增生

【知识拓展】

乳房自检

定期进行乳房自检对于发现乳房肿块具有积极意义。月经正常的女性在月经结束后第 7 ~ 10 天检查最佳。一般在洗完澡后,在镜前观察自己的乳房,查看乳房有无大小、形状的改变,表面有无凹凸不平或皱褶,有无溃疡、红肿、渗出、皮疹、增厚或皮肤颜色的改变,以及乳头有无异常分泌物或其他异常改变。然后通过触摸乳房进行下一步的自我检查,通常使用右手检查左侧乳房,左手检查右侧乳房。以乳头为中心画一条水平线和垂直线,可以将乳房分为 4 个象限,乳头及乳晕为中央区,用手逐一摸过每一个区域,感受乳房内有无肿块、硬物等可疑物,如果确实出现肿块或两侧乳房有明显的不同,就要及时就医。

(王璋琳)

实训六

心脏与血管检查

【案例导入】

患者,女,50岁。自觉活动后胸闷、气短、心悸3年,1个月前感冒后症状加重,不能进行日常活动,休息后也无明显好转,来院就诊。心脏彩色超声检查提示风湿性心脏病,二尖瓣狭窄。责任护士通过问诊已经详细了解其健康史,现需对其进行体格检查。

问题:

1. 对该患者进行体格检查的内容有哪些?
2. 如何为该患者进行体格检查?会有哪些异常体征?

【实训目的】

1. 掌握心脏与血管检查的内容、方法及正常表现。
2. 理解心脏与血管检查异常体征并解释其临床意义。
3. 能够对患者正确进行心脏与血管检查。
4. 具有保护患者隐私,关心、尊重患者的人文关怀精神。

【护理评估】

1. 护士准备　着装整洁、修剪指甲、洗手、戴口罩。
2. 患者准备　核对,解释以取得合作,协助取合适体位。
3. 用物准备　听诊器、硬尺、记录单、笔、胸腹模拟人练习系统等。
4. 环境准备　病室环境温暖,安静,宽敞明亮,安全,整洁。

【操作流程】

心脏检查是全身体格检查的重要部分,对于初步判断有无心脏病以及疾病的病因、性质、部位及程度有重要意义。检查时,按视诊、触诊、叩诊和听诊的顺序进行。血管检查是心血管检查的重要组成部分,检查内容包括脉搏、血压、周围血管征和血管杂音。见表2-15。

表2–15　心脏与血管检查操作流程

	操作内容	说明
心脏视诊	嘱患者取仰卧位，充分暴露胸部，护士位于右侧，视线与患者胸廓同高。观察心前区外形，心尖搏动位置、范围、强度及有无心前区其他部位的搏动	正常人心前区外形与右侧相应部位对称，无异常隆起或凹陷、无心前区异常搏动 正常成人心尖搏动位于左侧第5肋间锁骨中线内侧0.5～1.0 cm处，搏动范围直径2.0～2.5 cm，体胖或女性乳房悬垂者不明显
心脏触诊	1. 心尖搏动　采用两步法触诊，嘱患者取仰卧位，充分暴露胸部，首先护士用手掌去感觉，手掌一般放在左侧乳头的下方，感觉到一种向上的冲击感，再将示指和中指并拢进一步定位。触诊注意心尖搏动位置、强度、范围，有无抬举样搏动	正常成人心尖搏动位置、范围同视诊
	2. 震颤　护士用手掌或手掌尺侧从心底部到心尖部触诊整个心前区有无细微震动感。发现震颤时，应注意其出现的部位、处于心动周期中的时相	正常人触诊不到震颤，震颤是器质性心血管疾病的重要体征之一
	3. 心包摩擦感　护士用手掌尺侧小鱼际或示指、中指、环指指腹在患者心前区感受有无粗糙摩擦感	正常人触诊不到心包摩擦感 如果有摩擦感在胸骨左缘第4肋间、前倾位、收缩期、呼吸末最易触及
心脏叩诊	1. 叩诊方法　患者取仰卧位或坐位。仰卧位时，护士叩诊板指与肋间平行，坐位时板指与肋间垂直。叩诊时以轻叩为宜，力度适中，用力均匀。按先叩左界，后叩右界，自下而上，由外向内的顺序进行	心脏为不含气器官，其不被肺遮盖的部分，叩诊呈绝对浊音（实音）；其左右缘被肺遮盖的部分，叩诊呈相对浊音 叩诊心界是指叩诊心脏相对浊音界，反映心脏的实际大小
	2. 叩诊心左界　从患者心尖搏动最强点外2～3 cm处（一般为第5肋间左锁骨中线稍外）开始，沿肋间由外向内叩诊，当叩诊音由清音变为浊音时，作一标记，如此逐一肋间向上叩诊，直至第2肋间。用硬尺测量各标记点至前正中线的垂直距离	正常人心脏左界在第2肋间几乎与胸骨左缘一致。第3肋间以下向左下逐渐形成一凸弧形，直至第5肋间。左心界在第2、3、4、5肋间隙与前正中线分别距离2～3 cm、3.5～4.5 cm、5～6 cm、7～9 cm
	3. 叩诊心右界　从患者右锁骨中线自上而下叩出肝上界，然后在其上一肋间（通常为第4肋间）开始，由外向内叩出浊音界，作一标记，再逐一肋间向上叩至第2肋间。用硬尺测量各标记点至前正中线的垂直距离	心脏右界几乎与胸骨右缘平齐，仅在第4肋间处稍向外偏离1～2 cm。右心界在第2、3、4肋间隙与前正中线分别距离2～3 cm、2～3 cm、3～4 cm
	4. 测量　用硬尺测量左锁骨中线至前正中线的距离	正常成人左锁骨中线距前正中线8～10 cm

续表 2–15

操作内容		说明
心脏听诊	1. 检查方法　嘱患者取仰卧位或坐位，必要时可改变体位，或做深吸气、深呼气，或适当运动后听诊，以更好地辨别心音或杂音	
心脏听诊	2. 心脏瓣膜听诊区　按逆时针方向依次听诊二尖瓣区、肺动脉瓣区、主动脉瓣区、主动脉瓣第二听诊区、三尖瓣区	心脏瓣膜听诊区位置如下 (1) 二尖瓣区位于心尖搏动最强点。心脏大小正常时，多位于第 5 肋间左锁骨中线稍内侧 (2) 肺动脉瓣区位于胸骨左缘第 2 肋间 (3) 主动脉瓣区位于胸骨右缘第 2 肋间 (4) 主动脉瓣第二听诊区位于胸骨左缘第 3、4 肋间 (5) 三尖瓣区位于胸骨体下端左缘，即胸骨左缘第 4、5 肋间
心脏听诊	3. 听诊内容 (1) 心率：每分钟心搏的次数，一般在心尖部听取第一心音，计数 1 min (2) 心律：为心脏搏动的节律 (3) 心音：按照其在心动周期中出现的先后顺序，依次命名为第一心音(S_1)、第二心音(S_2)、第三心音(S_3)、第四心音(S_4)，通常只能闻及第一和第二心音 (4) 额外心音：指在正常 S_1 和 S_2 之外出现的附加心音，多为病理性 (5) 杂音：除心音与额外心音以外，在心脏收缩或舒张过程中出现的异常声音 (6) 心包摩擦感：当心包有炎症或其他原因发生纤维蛋白沉着而使心包膜变得粗糙时产生心包摩擦音，以胸骨左缘第 3、4 肋间最清楚，坐位、上身略前倾、屏气时易听到	正常成人心率为 60 ~ 100 次/min 正常成人心律基本规则 正常成人无额外心音、杂音、心包摩擦音
脉搏	1. 检查方法　患者安静状态，护士以并拢的示指、中指和环指的指腹触诊患者浅表动脉	一般多选择桡动脉，必要时也可选择肱动脉、股动脉、足背动脉
脉搏	2. 检查内容　触诊脉率、脉律、紧张度与动脉壁状态、强弱、波形，注意两侧脉搏强弱及出现时间是否相同，一般两侧的差异很小	安静状态下正常人脉率为 60 ~ 100 次/min 正常人脉律规则 正常人动脉壁光滑、柔软，并有一定弹性
血压	见本部分实训一 一般检查	

续表 2–15

操作内容		说明
周围血管征（为脉压增大的表现）	1. 水冲脉　护士用手紧握患者手腕掌面桡动脉处，将其前臂高举过头，感受桡动脉的搏动	如感知脉搏骤起骤降，急促而有力，如潮水冲涌，即为水冲脉
	2. 枪击音　护士将听诊器置于患者股动脉处进行听诊，部分病例在肱动脉、足背动脉处也可闻及	如在四肢动脉处闻及一种短促的、与心跳一致如同开枪的声音为枪击音
	3. 杜柔双重杂音　护士将听诊器置于患者股动脉上，稍加压力，进行听诊	如在收缩期与舒张期可听到连续性的吹风样杂音为杜柔双重杂音
	4. 毛细血管搏动征　护士用手指轻压患者的指甲床末端，或以清洁玻片轻压口唇黏膜进行观察	如显示红白交替的微血管搏动，即为毛细血管搏动征阳性
血管杂音	护士将听诊器置于患者颈、胸、腹部，听诊有无血管杂音	

【评分标准】

见表 2–16。

表 2–16　心脏与血管检查评分标准

项目			考核内容	分值	得分	说明
素质要求（3 分）	仪表举止		仪表大方，举止端庄	1		
	服饰		服装、鞋帽整洁，着装符合要求	1		
	报告内容		考生报告号码及考试项目 语言流畅，态度和蔼，面带微笑	1		
操作前准备（7 分）	患者		核对患者，评估患者状况，解释该项操作的相关事项，征得患者同意使之愿意合作	2		
	环境		温、湿度适宜，安静，整洁，光线适中	1		
	用物		用物准备齐全	2		
	护士		修剪指甲、洗手、戴口罩	2		
操作过程（65 分）	心脏检查	视诊	心前区（心前区外形、有无心前区异常搏动）	5		
			心尖搏动（位置、范围、强度）	5		
		触诊	心尖搏动（位置、范围、强度）	5		
			震颤	5		
			心包摩擦感	5		
		叩诊	心左界	10		
			心右界	10		
		听诊	心瓣膜听诊区（位置、顺序）	5		
			心率、心律、心音、杂音、额外心音、心包摩擦音	5		

续表 2-16

项目			考核内容	分值	得分	说明
操作过程（65 分）	血管检查	视诊	毛细血管搏动征	3		
		触诊	脉率、脉律、紧张度与动脉壁状态、强弱、波形，对比两侧强度是否相同	3		
		听诊	听诊有无血管杂音，在股动脉上听诊注意有无枪击音及杜柔双重杂音	4		
操作后处理（10 分）	安置整理		协助患者整理衣物，取舒适体位	1		
			整理床单位和用物	1		
	洗手记录		洗手	1		
			正确记录	7		
综合评价（10 分）			程序规范，操作熟练，注意安全	3		
			沟通有效，以患者为中心，保护患者隐私，体现人文关怀	3		
			按时完成，______ min	4		
提问（5 分）				5		
总分（100 分）				100		

【测一测】

1. 心浊音界缩小，甚至叩不出见于（　　）

A. 肺实变　　B. 胸腔积液　　C. 肺气肿

D. 心包积液　　E. 腹腔积液

2. 确定第一心音最有价值的是（　　）

A. 与心尖搏动同时出现　　B. 音调较第二心音低

C. 心尖部听诊最清楚　　D. 持续时间长

E. 第一心音与第二心音之间距离短

3. 为更好地触诊心包摩擦感，下列最佳的是（　　）

A. 在舒张期触诊　　B. 在收缩期触诊

C. 深吸气末明显　　D. 仰卧位明显

E. 在剑突下触诊

4. 动脉导管未闭的杂音性质是（　　）

A. 吹风样杂音　　B. 乐音样杂音

C. 隆隆样杂音　　D. 粗糙的机器声样杂音

E. 叹气样杂音

5. 患者，女，45 岁。叩诊心界呈梨形，听诊心尖部闻及隆隆样舒张期杂音，伴心尖区 S_1 亢进及心尖区震颤。考虑为（　　）

A. 主动脉瓣狭窄　　B. 主动脉瓣关闭不全
C. 二尖瓣狭窄　　D. 二尖瓣关闭不全
E. 肺动脉瓣关闭不全

6. 患者,男,20 岁。胸骨右缘第 2 肋间闻及收缩期杂音,响亮、震耳,伴有震颤,但听诊器离开胸壁则听不到,该杂音为(　　)
A. 2 级　　B. 3 级　　C. 4 级
D. 5 级　　E. 6 级

7. 患者,男,40 岁。胸闷、气短、下肢及颜面水肿 2 周,胸痛 2 d。查体可见颈静脉怒张,心界向两侧显著扩大,心尖搏动减弱,心音遥远,心率 100 次/min,律齐。应首先考虑(　　)
A. 心包积液　　B. 二尖瓣狭窄
C. 二尖瓣关闭不全　　D. 主动脉瓣关闭不全
E. 主动脉瓣狭窄

8. 患者,男,46 岁。住院期间发生了心房颤动。该患者可出现的脉搏为(　　)
A. 奇脉　　B. 间歇脉　　C. 短绌脉
D. 水冲脉　　E. 交替脉

【知识拓展】

叩诊的发明人——奥斯·布鲁格医生

奥斯·布鲁格的父亲是一个卖酒商人,在判断大酒桶里余酒量时,会用手指敲敲大木桶,如果桶里酒不多,敲大酒桶时就会发出比较响脆的声音;而盛满酒的木桶,敲起来则闷声闷气。奥斯·布鲁格进行尸体解剖的时候发现死者的胸部已发炎化脓,胸腔里积了不少水。奥斯·布鲁格医生联想起了父亲每次取酒时手敲木桶的情景,一个奇妙的想法突现在脑海,人的胸腔不是与酒桶有些相像吗?如果患者的胸腔里有了积水,那么,敲起来的声音也许会与正常人有所不同。此后,奥斯·布鲁格医生再给胸部有疾患的人进行检查时,就用手指头敲敲听听,日积月累,他就能从不同部位的叩击声中,分辨出胸部是否正常。由其发明的查体叩诊法,一直沿用到现在,并成为每个医护人员的基本技能。

(王璋琳)

实训七

腹部检查

【案例导入】

患者,男,35 岁。1 年前无明显诱因出现食欲减退,厌油腻,进食后腹胀、恶心,偶有呕吐。半年来发现皮肤变黄,精神较差。近 1 个月出现不明原因左上腹部疼痛,来院就诊。经检查考虑诊断为肝硬化。责任护士通过问诊已经详细了解其健康史,现需对其进行体格检查。

问题:

1. 对该患者进行体格检查的重点是什么?

2. 如何为该患者进行体格检查?会有哪些异常体征?

【实训目的】

1. 掌握腹部检查的内容、方法及正常表现。

2. 理解腹部检查异常体征并解释其临床意义。

3. 能够对患者正确进行腹部检查。

4. 具有保护患者隐私,关心、尊重患者的人文关怀精神。

【护理评估】

1. 护士准备　着装整洁、修剪指甲、洗手、戴口罩。

2. 患者准备　核对,解释以取得合作,协助取合适体位。

3. 用物准备　听诊器、软尺、记录单、笔、胸腹模拟人练习系统等。

4. 环境准备　病室环境温暖,安静,宽敞明亮,安全,整洁。

【操作流程】

腹部位于胸部与骨盆之间,上起膈,下至骨盆入口,主要由腹壁、腹腔和腹腔脏器组成。检查腹部时,因叩诊与触诊均须向腹部施加一定压力,可刺激肠蠕动而影响听诊结果。所以,按照视诊、听诊、叩诊和触诊的顺序进行腹部检查。见表 2-17。

表2-17　腹部检查操作流程

操作内容		说明
视诊	1. 检查方法　嘱患者排空膀胱后取仰卧位，双手置于身体两侧，充分暴露腹部，上自剑突，下至耻骨联合，注意遮盖其他部位。检查时，光线应充足适宜，以自然光线为佳。护士站于患者右侧，按一定顺序自上而下进行全面视诊。当观察腹部体表细小隆起、蠕动波和搏动时，护士应将视线降低至腹平面，从侧面呈切线方向加以观察	
	2. 腹部外形　嘱患者平卧位，通过观察前腹壁与肋缘至耻骨联合的平面的位置，判断腹部是否平坦、膨隆、凹陷	健康成年人平卧位时，前腹壁处于肋缘至耻骨联合的平面或略低，称为腹部平坦 肥胖者及小儿平卧时可见腹部饱满，消瘦者平卧可见腹部低平
	3. 腹壁静脉　检查曲张静脉血流方向的方法是选择一段没有分支的腹壁静脉，护士将右手示指和中指并拢压在该段静脉上，然后用一根手指紧压并向外移动挤出静脉内的血液，至一定距离时放松该手指，另一根手指仍紧压不动，观察挤空的静脉是否快速充盈。若快速充盈，则血流方向是从放松手指端流向紧压的手指端；再用同法放松另一根手指，观察血流的方向	正常人腹壁静脉一般不显露，较瘦或皮肤白皙者隐约可见，正常为较直的条纹，不迂曲 腹壁静脉明显可见或迂曲变粗，称为腹壁静脉曲张
	4. 呼吸运动　观察呼吸时腹壁起伏情况	正常人呼吸时腹壁上下起伏，吸气时上抬，呼气时下陷，此即腹式呼吸运动
	5. 胃肠型及蠕动波　护士应将视线降低至腹平面，从侧面呈切线方向加以观察	除腹壁薄或松弛的老年人和极度消瘦者外，正常人腹部一般看不到胃肠型及蠕动波
	6. 腹壁其他情况　如皮疹、皮肤颜色改变、腹纹、疝等	正常人腹部皮肤颜色较暴露部位稍淡，肥胖或经产女性下腹部可见白色条纹，但无皮疹、疝等
听诊	1. 肠鸣音　将听诊器放在患者脐周，固定位置听诊至少1 min。如未闻及，则应延续至闻及肠鸣音为止或听诊至少5 min，注意其频率、强度、音调	正常肠鸣音每分钟4～5次，频率、强度和音调变异较大。餐后频繁而明显，休息时稀疏而微弱
	2. 振水音　患者仰卧，护士一只耳凑近患者上腹部或将听诊器体件放于此处，用稍弯曲的手指连续迅速冲击患者上腹部，若听到胃内液体与气体相撞击的“咣啷”声，称为振水音。也可用双手左右摇晃患者上腹部以听诊有无振水音	正常人餐后或饮入大量液体时，可出现振水音。清晨空腹或餐后6～8 h以上仍能听到振水音，提示胃内有较多液体潴留，见于幽门梗阻和胃扩张等
	3. 血管杂音 (1)动脉性血管杂音：呈喷射性杂音 (2)静脉性血管杂音：为连续的嗡鸣声，无收缩期与舒张期之分	正常人腹部无血管杂音，若闻及腹部血管杂音则有病理意义

续表 2-17

	操作内容	说明
叩诊	1. 腹部叩诊　采用指指叩诊法。护士从患者左下腹开始逆时针方向叩诊至右下腹，再至脐部	除肝脏、脾脏、增大的膀胱和子宫所占据的部位及两侧腹部近腰肌处为浊音或实音，其余均为鼓音
	2. 肝脏叩诊　采用间接叩诊法 (1)肝上界叩诊：指指叩诊。嘱患者平静呼吸，沿右锁骨中线由清音区向下叩诊，叩至清音转为浊音时为肝上界，又称为肝相对浊音界 (2)肝下界叩诊：指指叩诊。从患者腹部鼓音区沿右锁骨中线向上叩诊，由鼓音转为浊音即为肝下界 (3)肝区叩击痛：捶叩法。护士左手掌置于右前胸下部(肝区)，右手握拳以轻至中等力量叩击左手背，询问患者是否疼痛	正常人，匀称体形者的肝上界位于右锁骨中线第5肋间，下界位于右季肋下缘 肝上、下界之间的距离称为肝浊音区上下径，为9～11 cm 正常人肝区无叩击痛
	3. 移动性浊音　采用指指叩诊法。嘱患者取仰卧位，在脐水平线上向右侧腹部叩诊，由鼓音变为浊音时，板指固定不动，嘱患者左侧卧，稍停留片刻，再叩诊呈鼓音，叩诊继续向腹左侧时，叩诊音又为浊音，再嘱患者右侧卧，同样方法叩击，以核实浊音是否随体位发生改变。这种因体位不同而出现的浊音区变动现象称移动性浊音	正常人无移动性浊音 若出现移动性浊音，提示腹腔内游离腹水达1 000 mL以上 如果患者腹水量少，用以上方法不能查出时，可让患者取肘膝位，使脐部处于最低部位，由侧腹部向脐部叩诊，如由鼓音转为浊音，则提示有腹水的可能
	4. 肋脊角叩击痛　采用捶叩诊。患者取坐位或侧卧位，护士左手掌平置于患者肋脊角处(肾区)，右手握拳以由轻到中等力量叩击左手背，询问患者是否疼痛	正常人肋脊角处无叩击痛
	5. 膀胱叩诊　采用指指叩诊法。护士在患者耻骨联合上方叩诊膀胱区，以判断膀胱充盈的程度	膀胱空虚时，因小肠位于耻骨上方遮盖膀胱，故叩诊呈鼓音，叩不出膀胱的轮廓。当膀胱内有尿液充盈时，耻骨上方叩诊呈圆形浊音区
触诊	1. 检查方法　触诊时，患者取仰卧位，头垫低枕，双手自然置于身体两侧，双腿屈起并稍分开，以放松腹肌，嘱其做平静腹式呼吸。护士立于患者右侧，面对患者，前臂与患者腹平面在同一水平。先触诊全腹，后触诊脏器	全腹触诊时，先浅触诊，后深触诊；一般自左下腹开始沿逆时针方向至右下腹，再至脐部，依次检查腹部各区。有明确病变者，应先触诊健康部位，再逐渐移向病变区域，以免造成患者错误的感受
	2. 腹壁紧张度　采用浅触诊。护士并拢的示指、中指、环指指腹按压患者腹壁，使之下陷2～3 cm	正常人腹壁有一定张力，一般触之柔软，较易压陷，称腹壁柔软

续表 2-17

操作内容		说明
触诊	3. 压痛和反跳痛　采用深压触诊 (1)压痛:护士以并拢的示指、中指、环指的指腹进行由浅入深的深触诊,如果引起疼痛,称为腹部压痛 (2)反跳痛:患者出现压痛后,压于原处稍停片刻,待痛觉稳定后,迅速将手抬起,若疼痛加剧,并伴有痛苦表情或呻吟称为反跳痛	正常腹部触摸时不引起疼痛,深压时仅有一种压迫感
	4. 肝脏触诊　采用单手或双手触诊法 (1)单手触诊法:嘱患者做深而均匀的腹式呼吸,护士将右手平放于患者右锁骨中线上估计肝下缘的下方,四指并拢,掌指关节伸直,示指前端的桡侧与肋缘平行或示指与中指的指端指向肋缘,紧密配合患者的呼吸运动进行触诊。患者深呼气时,腹壁松弛下陷,指端随之压向深部;深吸气时,腹壁隆起,手指缓慢抬起,但不要离开腹壁且稍加压力,此时,由于膈肌下降,而将肝下缘推向下方,恰好右手缓慢抬起且稍向前上方加压,与肝下缘相遇;若未触及时,则可逐渐向上移动,每次移动不超过 1 cm,一直到右肋缘下。以相同的方法在前正中线上自脐水平开始触诊肝左叶 (2)双手触诊法:护士左手手掌置于患者右腰部,相当于第 11、12 肋骨与其稍下的部位,将肝脏向上托起,拇指张开置于右季肋部,右手位置同单手触诊法	触及肝脏时,应注意其大小、质地、边缘与表面状态,有无压痛等 正常人在右锁骨中线肋缘下一般触不到肝脏,少数可触及,但其下缘于深吸气末肋下不超过 1 cm,剑突下不超过 3 cm 正常肝脏质软,如触口唇 正常肝脏表面光滑、边缘整齐、厚薄一致 正常肝脏无压痛 双手触诊时左手限制右下胸扩张,以增加膈肌下移的幅度,使吸气时下移的肝脏更易被触及
	5. 脾脏触诊　采用双手或单手触诊法 (1)双手触诊法:患者屈膝仰卧,护士左手绕过患者腹前方,将手掌置于其左胸下部第 9 ~ 11 肋处,将脾脏由后向前托起,右手掌平置于脐部,与肋弓大致呈垂直方向,配合呼吸,迎触脾脏,直至触及脾缘或左肋缘为止 (2)单手触诊法:患者取平卧位,右手手法同双手触诊,触及脾脏后,应进一步判断其大小、质地、表面情况及有无压痛等	正常脾脏位于左季肋区,相当于第 9 ~ 11 肋的深面,肋缘下不能触及 明显脾大且位置较为表浅时,单手触诊即可查到;若轻度脾大,位置较深时,可嘱患者取右侧卧位,双下肢屈曲,此时用双手触诊则容易触及
	6. 胆囊触诊 (1)胆囊肿大:在右肋缘下的腹直肌外缘可触及肿大胆囊 (2)胆囊触痛与 Murphy 征阳性:护士将左手掌平置于患者右季肋区,以左手拇指指腹勾压于右肋缘与右腹直肌外缘交界处(胆囊点),然后嘱患者缓慢深吸气,询问患者有无疼痛,观察有无吸气中止的现象	正常情况下,胆囊隐藏于肝脏的胆囊窝内,不能触及 吸气过程中发炎的胆囊下移触及用力按压的拇指时,可引起疼痛,此为胆囊触痛 若因剧烈疼痛而致吸气中止,称为 Murphy 征阳性

续表 2-17

操作内容		说明
触诊	7. 膀胱触诊　采用单手滑动触诊法。患者仰卧，双下肢屈曲，护士以右手自脐开始向耻骨联合方向触摸	正常膀胱空虚时隐于盆腔内，不易触及

【评分标准】

见表 2-18。

表 2-18　腹部检查评分标准

项目		考核内容	分值	得分	说明
素质要求（3 分）	仪表举止	仪表大方，举止端庄	1		
	服饰	服装、鞋帽整洁，着装符合要求	1		
	报告内容	考生报告号码及考试项目 语言流畅，态度和蔼，面带微笑	1		
操作前准备（7 分）	患者	核对患者，评估患者状况，解释该项操作的相关事项，征得患者同意使之愿意合作	2		
	环境	温、湿度适宜，安静，整洁，光线适中	1		
	用物	用物准备齐全	2		
	护士	修剪指甲、洗手、戴口罩	2		
操作过程（65 分）	视诊	腹部外形	2		
		腹壁静脉	2		
		呼吸运动	2		
		胃肠型和蠕动波	2		
		腹壁其他情况，如皮疹、皮肤颜色改变、腹纹、疝等	2		
	听诊	肠鸣音	2		
		振水音	2		
		血管杂音	2		
	叩诊	全腹叩诊	2		
		肝脏叩诊（肝界叩诊、肝区叩击痛）	8		
		移动性浊音	5		
		肋脊角叩击痛	2		
		膀胱叩诊	2		

续表 2-18

项目		考核内容	分值	得分	说明
操作过程（65 分）	触诊	腹壁紧张度	2		
		压痛、反跳痛	5		
		肝脏触诊	8		
		脾脏触诊	8		
		胆囊触诊	5		
		膀胱触诊	2		
操作后处理（10 分）	安置整理	协助患者整理衣物，取舒适体位	1		
		整理床单位和用物	1		
	洗手记录	洗手	1		
		正确记录	7		
综合评价（10 分）		程序规范，操作熟练，注意安全	3		
		沟通有效，以患者为中心，保护患者隐私，体现人文关怀	3		
		按时完成，______ min	4		
提问（5 分）			5		
总分（100 分）			100		

【测一测】

1. 腹壁静脉曲张患者，脐以上血流方向由下至上，脐以下血流方向由上至下。最可能的诊断是（　　）

A. 门静脉高压　　B. 下腔静脉阻塞　　C. 上腔静脉阻塞

D. 髂内静脉阻塞　　E. 髂外静脉阻塞

2. 下列关于蜘蛛痣的描述不正确的是（　　）

A. 大小不等

B. 雌激素增高所致

C. 多见于下腔静脉分布区

D. 是皮肤小动脉末端扩张所致

E. 多分布于头部、上臂及肩背部等处

3. 肠鸣音消失常见于（　　）

A. 急性肠炎　　B. 急性胆囊炎　　C. 麻痹性肠梗阻

D. 机械性肠梗阻　　E. 巨大卵巢囊肿

4. 患者，男，60 岁。幽门管溃疡，近来出现餐后上腹部饱胀不适，伴呕吐，呕吐物为宿食，有酸臭味。该患者可能出现的并发症是（　　）

A. 出血　　B. 穿孔　　C. 癌变

D. 肠梗阻　　　　　　　　E. 幽门梗阻

5. 患者,男,56 岁。上腹部疼痛伴恶心、呕吐。查体:右上腹有压痛,Murphy 征阳性。考虑该患者最可能的疾病是(　　)

A. 急性胆囊炎　　　　　　B. 胆总管结石　　　　　C. 急性胰腺炎

D. 胆道蛔虫病　　　　　　E. 胃十二指肠溃疡穿孔

6. 患者,男,67 岁。肝硬化 10 年。因近 1 周来自觉全身乏力明显、食欲减退入院。查体:腹部移动性浊音(+)。初步估计患者腹部游离液体量至少为(　　)

A. 200 mL　　　　　　　　B. 300 mL　　　　　　　C. 500 mL

D. 800 mL　　　　　　　　E. 1 000 mL

【知识拓展】

搔刮听诊法

将听诊器的体件置于患者胸壁,一只手固定听诊器体件,另一只手示指指腹由体件周边向外搔刮。开始可听到清晰的搔刮音,当搔刮到心脏或肝脏边界时,搔刮音突然明显减弱。搔刮听诊法可用于确定心脏和肝脏的边界。

(王璋琳)

实训八

肛门、直肠与男性生殖器检查

【案例导入】

患者，男，40 岁。慢性便秘。1 d 前发现便后少许出血，颜色鲜红，呈点滴状，感觉肛门部有肉赘脱出。经检查诊断为混合痔。责任护士通过问诊已经详细了解其健康史，现需对其进行体格检查。

问题：

1. 对该患者进行体格检查的重点是什么？

2. 如何为该患者进行体格检查？会有哪些异常体征？

【实训目的】

1. 掌握肛门、直肠与男性生殖器检查的内容、方法及正常表现。

2. 理解肛门、直肠与男性生殖器异常体征并解释其临床意义。

3. 能够对患者正确进行肛门、直肠与男性生殖器检查。

4. 具有保护患者隐私，关心、尊重患者的人文关怀精神。

【护理评估】

1. 护士准备　着装整洁、修剪指甲、洗手、戴口罩。

2. 患者准备　核对，解释以取得合作，协助取合适体位。

3. 用物准备　手套、直尺、棉签、记录单、笔等。

4. 环境准备　病室环境温暖，安静，宽敞明亮，安全，整洁。

【操作流程】

见表 2–19。

表 2–19　肛门、直肠与男性生殖器检查操作流程

操作内容		说明
肛门与直肠	1. 体位 (1)肘膝位：患者两肘关节屈曲，置于检查床上，胸部尽量贴近床面，两膝关节屈曲呈直角跪在床上，臀部抬高 (2)左侧卧位：患者左侧卧位，左腿伸直，右腿向腹部屈曲，臀部靠近检查床右边，护士在患者背部进行检查	检查时应根据需要，协助患者采取适当的体位

续表 2-19

	操作内容	说明
肛门与直肠	(3)仰卧位或截石位：患者仰卧，臀部抬高，两腿屈曲、抬高并外展 (4)蹲位：患者下蹲，屏气向下用力	
	2. 视诊　护士用手分开患者的臀部，观察肛门及其周围皮肤的颜色与皱褶，有无皮肤损伤、黏液、脓血、溃疡、脓肿、外痔、肛裂及瘘管口等	正常肛门颜色较深，皱褶呈放射状，肛门周围皮肤完整
	3. 触诊　根据检查目的可取肘膝位、左侧卧位或仰卧位。护士右手戴手套或仅右手示指戴指套，涂适量肥皂液、凡士林或液状石蜡等润滑剂。触诊的示指先在肛门口轻轻按摩，待患者肛门括约肌放松后，再将手指缓慢插入肛门。先检查肛门及括约肌的紧张度，再检查肛管及直肠的内壁	触诊直肠内壁时，注意有无压痛及黏膜是否光滑，有无肿块及波动感。指诊后观察指套表面有无血液、脓液或黏液 正常直肠指诊肛管和直肠内壁柔软、光滑，无触痛和包块
男性生殖器	1. 检查方法　检查时患者暴露外阴部，双下肢取外展位，采用视诊与触诊相结合的方法，先检查外生殖器，后检查内生殖器	
	2. 外生殖器 (1)阴茎：视诊包皮有无过长和包茎，阴茎大小与形态，阴茎头有无红肿、溃疡，尿道口有无红肿、分泌物 (2)阴囊：检查睾丸大小、形状、硬度及有无压痛，阴囊有无水肿、象皮肿、阴囊疝等	正常成人包皮不应遮盖尿道口，上翻后可露出阴茎头 正常成人阴茎长 7 ~ 10 cm，阴茎头和冠状沟表面光滑红润，无红肿和结节 正常尿道口黏膜红润，无分泌物，无触痛或压痛 成人睾丸约 5 cm 长，2 ~ 3 cm 厚，椭圆形，表面光滑柔韧
	3. 内生殖器 (1)前列腺：嘱患者排空膀胱，检查时患者取站立弯腰体位、仰卧位、侧卧位或膝胸位。护士戴好指套，涂润滑剂，徐徐插入肛门，向腹侧触诊。触诊时，注意前列腺的大小、质地、活动度，表面是否光滑，有无结节或压痛，左、右叶和中间沟等结构有否变浅或消失 (2)精囊：直肠指诊时不易触及	正常成人前列腺距肛门 4 cm，直径不超过 4 cm，突出于直肠小于 1 cm，质韧而有弹性，无压痛，左、右两叶大小及形态对称，其间可触及中间沟 正常精囊光滑柔软

【评分标准】

见表 2-20。

表 2-20 肛门、直肠与男性生殖器检查评分标准

项目		考核内容	分值	得分	说明
素质要求（3 分）	仪表举止	仪表大方，举止端庄	1		
	服饰	服装、鞋帽整洁，着装符合要求	1		
	报告内容	考生报告号码及考试项目 语言流畅，态度和蔼，面带微笑	1		
操作前准备（7 分）	患者	核对患者，评估患者状况，解释该项操作的相关事项，征得患者同意使之愿意合作	2		
	环境	温、湿度适宜，安静，整洁，光线适中	1		
	用物	用物准备齐全	2		
	护士	修剪指甲、洗手、戴口罩	2		
操作过程（65 分）	肛门与直肠检查	体位	10		
		视诊	10		
		触诊	20		
	男性生殖器	外生殖器	10		
		内生殖器	15		
操作后处理（10 分）	安置整理	协助患者整理衣物，取舒适体位	1		
		整理床单位和用物	1		
	洗手记录	洗手	1		
		正确记录	7		
综合评价（10 分）		程序规范，操作熟练，注意安全	3		
		沟通有效，以患者为中心，保护患者隐私，体现人文关怀	3		
		按时完成，______ min	4		
提问（5 分）			5		
总分（100 分）			100		

【测一测】

1. 一般患者短时间肛门、直肠检查最常用的体位是（　　）

A. 左侧卧位　　B. 肘膝位　　C. 蹲位

D. 截石位　　E. 俯卧位

2. 对重病体弱的患者检查肛门、直肠时采取的最合适体位是（　　）

A. 蹲位　　B. 右侧卧位　　C. 肘膝位

D. 截石位　　E. 左侧卧位

3. 阴囊透光试验阳性见于(　　)

A. 阴囊水肿　　B. 睾丸炎　　C. 睾丸肿瘤

D. 腹股沟斜疝　　E. 鞘膜积液

【知识拓展】

前列腺增生直肠指检记录方法

国内专家王以敬等提出简易形象的估算方法用以估计前列腺增生的情况。按此方法估算正常的前列腺约为栗子大小；Ⅰ度增生如鸽蛋大小；Ⅱ度增生如鸡蛋大小；Ⅲ度增生为鸭蛋大小；Ⅳ度增生为鹅蛋大小。注意直肠指检触及的前列腺大小并不一定是前列腺的实际体积，若中叶增生完全突入膀胱腔时直肠指检不能明显触摸到增生。

（王璋琳）

实训九

脊柱、四肢与关节检查

【案例导入】

患者,女,45 岁。1 周前出现腰部疼痛伴左下肢疼痛,活动后加重,随后不能弯腰,行走困难,在家卧床休息无缓解。经检查考虑以"腰椎间盘突出症"收入院。责任护士通过问诊已经详细了解其健康史,现需对其进行体格检查。

问题:

1. 对该患者进行体格检查的重点是什么?

2. 如何为该患者进行体格检查?会有哪些异常体征?

【实训目的】

1. 掌握脊柱、四肢与关节检查的内容、方法及正常表现。

2. 理解脊柱、四肢与关节检查的异常体征并解释其临床意义。

3. 能够对患者正确进行脊柱、四肢与关节检查。

4. 具有保护患者隐私,关心、尊重患者的人文关怀精神。

【护理评估】

1. 护士准备　着装整洁、修剪指甲、洗手、戴口罩。

2. 患者准备　核对,解释以取得合作,协助取合适体位。

3. 用物准备　叩诊锤、记录单、笔等。

4. 环境准备　病室环境温暖,安静,宽敞明亮,安全,整洁。

【操作流程】

见表 2-21。

表 2-21　脊柱、四肢与关节检查操作流程

操作内容		说明
脊柱	1. 视诊 (1)脊柱弯曲度:患者脱去上衣,双足并拢站立,双臂自然下垂。护士侧面观察脊柱有无前凸或后凸畸形,背面观察有无侧凸。轻度侧凸时需借助触诊确定,手指沿脊柱棘突自上向下稍划压,使皮肤出现一条红色的充血线,以观察脊柱有无侧凸	正常人直立时从背面观察脊柱无侧弯;侧面观察有 4 个弯曲部位,即颈椎段稍向前凸,胸椎段稍向后凸,腰椎段明显前凸,骶椎段明显后凸,类似"S"形,称为生理性弯曲

续表 2-21

操作内容		说明
脊柱	(2)脊柱活动度:嘱患者分别做前屈、后伸、左右侧弯和旋转等动作,观察脊柱的活动情况	正常人脊柱各部位的活动度不同,以颈段、腰段活动度较大,胸段活动度小,骶段则几乎无活动性
	2. 触诊　患者取坐位,身体稍向前倾,护士用右手拇指从枕骨粗隆自上而下逐个按压脊椎棘突及椎旁肌肉,询问有无压痛	正常情况下,每个棘突及椎旁肌肉均无压痛
	3. 叩诊 (1)直接叩击法:用叩诊锤或中指直接叩击每个脊椎棘突,询问有无疼痛 (2)间接叩击法:嘱患者取端坐位,护士将左手掌面置于患者头顶部,右手半握拳以小鱼际部位叩击左手背,询问有无疼痛	正常脊柱无叩击痛
四肢与关节	1. 四肢与关节形态检查　上肢、踝关节与足部检查时,患者一般取立位或坐位;髋关节检查时患者取仰卧位,双下肢伸直,腰部放松;膝关节检查时,患者取立位及仰卧位。必要时可辅以步行。检查时,患者充分暴露受检部位,护士通过视诊观察四肢的长度与周径、关节的形态与姿势,注意双侧对比,同时观察皮肤与指(趾)甲的颜色、形态,有无皮肤损害、局部肿胀等;同时触诊有无肿块、压痛	正常人双上肢等长,双肩对称呈弧形,肘关节伸直时轻度外翻,双手自然休息时呈半握拳状,双下肢等长,双腿可伸直,两脚并拢时双膝和双踝可靠拢,站立时足掌、足跟可着地
	2. 四肢与关节运动检查　嘱患者做主动或被动运动,包括屈、伸、内收、外展及旋转等,观察关节的活动度,有无活动受限、疼痛、异常声响及摩擦感	正常关节活动不受限
	3. 浮髌试验　嘱患者平卧,下肢放松。护士左手拇指与其余手指分别固定在肿胀关节上方的两侧,并加压压迫髌上囊,使关节液集中于髌骨底面,右手示指将髌骨向后方连续按压数次	如压下时有髌骨与关节面碰触感,放开时有髌骨随手浮起感,为浮髌试验阳性,提示膝关节腔积液达中等量以上

【评分标准】

见表 2-22。

表 2-22　脊柱、四肢与关节检查评分标准

项目		考核内容	分值	得分	说明
素质要求（3 分）	仪表举止	仪表大方，举止端庄	1		
	服饰	服装、鞋帽整洁，着装符合要求	1		
	报告内容	考生报告号码及考试项目 语言流畅，态度和蔼，面带微笑	1		
操作前准备（7 分）	患者	核对患者，评估患者状况，解释该项操作的相关事项，征得患者同意使之愿意合作	2		
	环境	温、湿度适宜，安静，整洁，光线适中	1		
	用物	用物准备齐全	2		
	护士	修剪指甲、洗手、戴口罩	2		
操作过程（65 分）	脊柱	视诊	10		
		触诊	10		
		叩诊	10		
	四肢与关节	四肢与关节形态检查	10		
		四肢与关节运动检查	10		
		浮髌试验	15		
操作后处理（10 分）	安置整理	协助患者整理衣物，取舒适体位	1		
		整理床单位和用物	1		
	洗手记录	洗手	1		
		正确记录	7		
综合评价（10 分）		程序规范，操作熟练，注意安全	3		
		沟通有效，以患者为中心，保护患者隐私，体现人文关怀	3		
		按时完成，______ min	4		
提问（5 分）			5		
总分（100 分）			95		

【测一测】

1. 患者，女，48 岁。2 年前无明显诱因出现双腕、双手关节，双膝、踝、足、跖趾关节肿痛，伴晨僵。最近双手手指在掌指关节处偏向尺侧，形成梭形畸形改变，影响患者的日常生活。该患者最可能的诊断是（　　）

A. 风湿热　　B. 佝偻病　　C. 尺神经损伤

D. 肢端肥大症　　E. 类风湿关节炎

2. 可引起指、趾粗而短，手、足背厚而宽的是(　　)

A. 腺垂体功能亢进症　　B. 神经垂体功能亢进症

C. 甲状腺功能亢进症　　D. 肾上腺皮质功能亢进症

E. 甲状旁腺功能亢进症

3. 患者，女，28 岁。妊娠 34 周，出现脊柱前凸。前凸多发生在(　　)

A. 颈椎段　　B. 胸椎段　　C. 腰椎段

D. 骶椎段　　E. 脊柱各段发生差别不大

4. 患者，女，35 岁。既往有风湿性关节炎，查体：左膝关节皮肤红、肿、热，并有压痛，浮髌试验阳性。应为(　　)

A. 膝内翻　　B. 膝外翻　　C. 关节腔积液

D. 风湿性心脏病　　E. 类风湿关节炎

【知识拓展】

拾物试验

拾物试验是特殊的脊柱检查方法之一。检查时，将一物品放在地上，嘱患者拾起。腰椎正常者可两膝伸直，腰部自然弯曲，俯身将物品拾起。若患者先以一只手扶膝蹲下，腰部挺直地用手接近物品，即为拾物试验阳性。多见于腰椎病变如腰椎间盘突出症、腰肌外伤及炎症等。

（王璋琳）

实训十

神经系统检查

【案例导入】

患者，男，62 岁。今晨起床后突然出现站立不稳、口角歪斜伴流涎，随即说话吐词不清，家属立即送其入院。经检查后考虑诊断为脑出血。责任护士通过问诊已经详细了解其健康史，现需对其进行体格检查。

问题：

1. 对该患者进行体格检查的重点是什么？
2. 如何为该患者进行体格检查？会有哪些异常体征？

【实训目的】

1. 掌握神经系统检查的内容、方法及正常表现。
2. 理解神经系统检查异常体征并解释其临床意义。
3. 能够对患者正确进行神经系统检查。
4. 具有保护患者隐私，关心、尊重患者的人文关怀精神。

【护理评估】

1. 护士准备　着装整洁、修剪指甲、洗手、戴口罩。
2. 患者准备　核对，解释以取得合作，协助取合适体位。
3. 用物准备　大头针、压舌板、盐、糖、醋、叩诊锤、棉签、视力表、记录单、笔等。
4. 环境准备　病室环境温暖，安静，宽敞明亮，安全，整洁。

【操作流程】

神经系统检查主要包括脑神经、感觉功能、运动功能和神经反射检查。进行神经系统检查前需确定患者对外界刺激的反应状态，即意识状态。本实训所涉及的许多检查要求在患者意识清晰的状态下完成。见表 2-23。

表 2-23　神经系统检查操作流程

操作内容		说明
脑神经	1. 嗅神经　嘱患者闭目，先压住一侧鼻孔，选用日常生活中熟悉的 3 种不同气味的物品，如醋、酒、香烟、薄荷、樟脑等，分别置于另一侧鼻孔前，让患者辨别各物品的气味，以了解其嗅觉正常与否，有无减退或消失。同法检查另一侧鼻孔	首先确定患者鼻道是否通畅，有无鼻黏膜病变，然后测试嗅觉 正常人能够辨别气味

续表 2-23

操作内容		说明
脑神经	2. 视神经　具体见本部分实训二头部检查中视功能检查	
	3. 动眼神经、滑车神经、展神经　共同支配眼球运动,可同时检查。内容包括眼裂和眼睑、眼球、瞳孔。具体见本部分实训二头部检查	
	4. 三叉神经 (1)感觉功能检查:用针刺检查痛觉、棉絮检查触觉以及用盛有冷或热水的试管检查温度觉。检查时,自上而下、由内向外轻触前额、鼻部两侧及下颌,两侧对比,并随时询问患者有无感觉过敏、减退或消失 (2)运动功能检查:将双手置于患者两侧下颌角上面咀嚼肌隆起处,嘱患者做咀嚼动作,比较两侧咀嚼肌力量的强弱;再将双手置于患者的颏下,向上用力,嘱患者做张口动作,感触张口时的肌力,观察张口时下颌有无偏斜	三叉神经为混合性神经,具有感觉和运动两种功能,其感觉纤维分布于面部皮肤及眼、鼻、口腔黏膜;运动纤维主要支配咀嚼肌和颞肌
	5. 面神经 (1)面肌运动检查:观察患者双侧额纹、眼裂、鼻唇沟和口角是否对称,然后嘱患者做皱额、闭眼、露齿、微笑、鼓腮或吹口哨动作,观察左右两侧是否对等 (2)味觉功能检查:嘱患者伸舌,将具有不同味感的物质(盐、糖、醋、奎宁等)用棉签涂于舌面,测试其味觉,请其用手指指出事先写在纸上的咸、甜、酸、苦,检查过程中患者不能说话、缩舌和吞咽。每种味觉试验完成后,用水漱口,再测试下一种味觉	面神经主要支配面部表情肌和舌前 2/3 的味觉功能
	6. 位听神经 (1)听力检查:具体见本部分实训二头部检查 (2)前庭功能检查:询问患者有无眩晕、平衡失调,检查患者有无自发性眼球震颤	
	7. 舌咽神经、迷走神经 (1)运动功能检查:先询问患者有无声音嘶哑、带鼻音,有无饮水呛咳或吞咽困难,再嘱其张口发"啊"音,观察腭垂是否居中,两侧软腭上抬是否有力、对称,腭垂有无偏斜 (2)感觉功能检查:嘱患者张口,用棉签轻触两侧软腭和咽后壁,询问患者的感觉。此外,舌后 1/3 的味觉减退为舌咽神经损害,检查方法同面神经	舌咽神经支配舌后 1/3 味觉和咽部感觉,并支配软腭和咽肌的运动;迷走神经支配咽喉的感觉和运动。由于两者在解剖和功能上关系密切,常同时检查
	(3)咽反射:用压舌板分别轻触患者两侧咽后壁	咽反射正常者出现咽部肌肉收缩和舌后缩,有恶心反应

续表 2-23

操作内容		说明
脑神经	8. 副神经　先观察患者胸锁乳突肌与斜方肌有无萎缩。然后护士将一只手置于患者腮部，嘱其对抗阻力转颈，以测试其胸锁乳突肌的肌力；将两手置于患者双肩向下按压，嘱其对抗阻力做耸肩运动，以测试其斜方肌的肌力	副神经支配胸锁乳突肌和斜方肌
	9. 舌下神经　嘱患者伸舌，观察有无舌偏斜、舌肌萎缩或舌颤动	舌下神经支配舌肌运动
感觉功能	1. 注意事项　检查时，要求环境安静，患者意识清晰，注意力集中。检查前向患者解释检查目的和方法，取得患者的理解与配合。检查过程中嘱患者闭目，切忌暗示性提问。注意左右及上下、远近端部位的对比	
	2. 浅感觉 (1)痛觉：护士用大头针的针尖和针帽交替、均匀地轻刺患者的皮肤，让其陈述感受，注意两侧对称部位的比较，判断有无感觉障碍及其类型（正常、过敏、减退或消失）与范围 (2)触觉：用棉签轻触患者的躯干及四肢皮肤或黏膜，询问其有无轻痒的感觉 (3)温度觉：用分别盛有热水(40 ~50 ℃)和冷水(5 ~10 ℃)的试管交替接触患者的皮肤，让其陈述感受	正常人痛觉正常 正常人对轻触感觉十分敏感 正常人能明确辨别冷热的感觉
	3. 深感觉 (1)运动觉：护士用示指和拇指轻持患者手指或足趾的两侧做被动伸或屈的动作，嘱患者根据感觉说出“向上”或“向下”，观察其反应是否正确 (2)位置觉：护士将患者肢体置于某一位置，让其回答自己肢体所处的位置或用对侧肢体模仿 (3)振动觉：将振动的音叉(128 Hz)置于受检者的骨隆起处，询问有无振动感，注意两侧对比	正常人能说出肢体被动运动的方向 正常人能说出肢体所处的位置或用对侧肢体模仿 正常人有共鸣性振动感 音叉常置于内踝、外踝、指尖、桡骨茎突、肘部、肩部、髂前上棘、胫骨结节等
	4. 复合感觉 (1)皮肤定位觉：护士用手指或棉签轻触受检者的体表某处皮肤，要求患者指出被触部位 (2)两点辨别觉：护士用分开的钝脚分规轻触患者皮肤上的两点，若患者能分辨为两点，则再逐步缩小双脚间距，直至患者感觉为一点时，测其实际间距，双侧比较	正常人能用手指出被触的位置 正常人能辨别的阈值较小

续表 2-23

操作内容		说明
感觉功能	(3)实体觉:嘱患者用单手触摸熟悉的物件,如硬币、钥匙、眼镜等,并说出物件的名称。先测功能差的一侧,再测另一侧	正常人能识别手上物件的大小、形状、性质
	(4)体表图形觉:护士以钝物在患者皮肤上画圆形、方形、三角形等简单图形或写一、二、十等简单的字,观察其能否识别,须双侧对照	正常人能正确辨别皮肤上所画出的图形和字
运动功能	1. 肌力检查　检查时,嘱患者用力做肢体伸屈动作,护士分别从相反的方向给予阻力,测试患者对阻力的克服力量,注意两侧肢体的对比	肌力的记录采用6级分级法 0级:完全瘫痪,测不到肌肉收缩 1级:仅见肌肉收缩,但无肢体运动 2级:肢体能在床上水平移动,但不能抬离床面 3级:肢体能抬离床面,但不能抵抗阻力 4级:能做抗阻力动作,但较不完全 5级:正常肌力
	2. 肌张力检查　检查时,嘱患者完全放松被检肢体,护士通过触摸肌肉的硬度以及根据关节被动运动时的阻力对肌张力的情况做出判断	正常肌肉均有一定的张力
	3. 不随意运动 (1)震颤:在患者安静状态下、身体维持某种姿势(比如双上肢平伸)、运动时观察躯体某部分有无出现不自主的、有节律的抖动 (2)舞蹈样动作:观察患者有无面部肌肉及肢体的快速、不规则、无目的、不对称的不自主运动,如做鬼脸、转颈、耸肩、伸臂、摆手等。舞蹈样动作,安静时减轻,入睡后消失 (3)手足搐搦:观察患者有无手足肌肉呈紧张性痉挛。在上肢表现为腕部屈曲、手指伸展、掌指关节屈曲、拇指内收靠近掌心并与小指相对,在下肢表现为踝关节与趾关节皆呈屈曲状	正常人没有出现震颤、舞蹈样动作、手足搐搦等 不随意运动多为锥体外系损害的表现
	4. 共济运动 (1)指鼻试验:嘱患者上肢外展伸直,用示指触碰自己的鼻尖,先慢后快,先睁眼后闭眼,再做另一侧,观察动作是否准确 (2)跟-膝-胫试验:嘱患者仰卧,抬起一侧下肢,将足跟置于对侧下肢膝部,并沿胫骨前缘向下滑动至足背,先睁眼后闭眼,再做另一侧,观察动作是否准确	正常人动作协调、稳准,如动作笨拙和不协调,称为共济失调

续表 2-23

	操作内容	说明
运动功能	(3)快速轮替动作:嘱患者伸直手掌并反复做快速的旋前和旋后动作,或用一只手手掌、手背连续交替拍打对侧手掌,观察其动作是否快速、流畅、有节律 (4)闭目难立征:嘱患者直立,双足并拢,两臂向前平伸,闭目,观察有无晃动或倾斜	
神经反射	1. 浅反射 (1)角膜反射:护士将一只手的示指置于受检者眼前约 30 cm 处,引导其眼睛向内上方注视,另一只手用细棉签纤维由患者眼外侧从角膜外缘轻触患者的角膜,注意避免触及眼睫毛 (2)腹壁反射:嘱患者仰卧,双下肢稍屈曲使腹壁放松,然后用棉签杆按上(肋缘下)、中(平脐)、下(腹股沟上)3 个部位由外向内轻划腹壁皮肤 (3)提睾反射:嘱患者仰卧,用棉签杆自下向上轻划股内侧近腹股沟上方皮肤 (4)跖反射:嘱患者仰卧,双下肢伸直,护士手持患者踝部,用棉签杆沿足底外侧,由足跟划至小趾根部足掌时再转向拇指侧	正常反应可见该眼睑迅速闭合,称为直接角膜反射;如刺激一侧角膜,对侧眼睑也出现闭合,称为间接角膜反射 正常反应可见受刺激的部位腹壁肌肉收缩 正常反应为同侧提睾肌收缩,睾丸上提 正常反应为足趾向跖面屈曲
	2. 深反射 (1)肱二头肌反射:护士以左手托扶患者屈曲成 90°的肘部,将拇指置于患者肱二头肌肌腱上,右手持叩诊锤叩击置于肌腱上的拇指 (2)肱三头肌反射:患者肘部屈曲成 90°,护士以左手托扶其肘部,右手持叩诊锤直接叩击患者鹰嘴上方的肱三头肌肌腱 (3)桡骨骨膜反射:嘱患者前臂置于半屈半旋前位,护士以左手托患者腕部,使腕关节自然下垂,右手持叩诊锤叩击桡骨茎突 (4)膝腱反射:患者取坐位检查时,小腿完全松弛,自然下垂;卧位时,护士用左手在患者腘窝处托起双下肢,使髋、膝关节屈曲约 120°,右手持叩诊锤叩击髌骨下方股四头肌肌腱 (5)跟腱反射:患者仰卧,髋、膝关节稍弯曲,下肢取外旋外展位,护士用左手托扶患者的足掌,使足呈过伸位,右手持叩诊锤叩击患者的跟腱。卧位不能测出者,可嘱患者跪于椅面上,双足自然下垂,然后轻叩跟腱	检查时,要求患者完全放松受检的肢体,护士叩击的力量要均匀 正常反应为肱二头肌收缩,前臂快速屈曲 正常反应为肱三头肌收缩,前臂伸展 正常反应为肱桡肌收缩,前臂旋前,屈肘 正常反应为小腿伸展 正常反应为腓肠肌收缩,足向跖面屈曲

续表 2-23

操作内容		说明
神经反射	(6)阵挛 1)踝阵挛:患者仰卧位,膝关节稍屈曲,护士一只手托扶患者的小腿,另一只手托住其足掌前端,突然用力使踝关节背屈并持续施压于足底 2)髌阵挛:患者仰卧位,下肢伸直,护士用拇指和示指按住患者髌骨上缘,用力向远端快速连续推动数次后维持推力	阵挛见于锥体束以上部位病变,系由于病变致深反射高度亢进所引起 踝阵挛阳性表现为腓肠肌与比目鱼肌发生持续性、节律性收缩,使足部呈现交替性屈伸动作 髌阵挛阳性反应为股四头肌发生节律性收缩,使髌骨上下移动
	3. 病理反射 (1)巴宾斯基(Babinski)征:检查方法同跖反射检查 (2)奥本海姆(Oppenheim)征:患者仰卧位,护士以拇指和示指沿患者胫骨前缘用力自上而下滑压 (3)戈登(Gordon)征:护士用拇指和其余四指挤压患者的腓肠肌 (4)霍夫曼(Hoffmann)征:护士左手持握于患者腕关节的上方,右手中指及示指夹持患者的中指并稍向上提,使其腕部轻度过伸,然后护士以右手拇指快速弹刮患者的中指指甲	Babinski 征阳性反应为拇指背伸,其余四趾呈扇形展开 Babinski 征、Oppenheim 征和 Gordon 征 3 种体征的检查方法不同,但阳性表现的形式与临床意义相同,其中以 Babinski 征最常用,也最易在锥体束损害时被引出 Hoffmann 征阳性反应为其余四指轻度掌屈
	4. 脑膜刺激征 (1)颈强直:患者仰卧,护士用手托扶患者枕部做被动屈颈动作以测试颈肌的抵抗力 (2)克尼格(Kernig)征:患者仰卧,护士将一侧髋、膝关节屈曲成直角,然后用左手固定膝关节,右手将其小腿尽量上抬,使膝关节伸直 (3)布鲁津斯基(Brudzinski)征:患者仰卧位下肢自然伸直,护士一只手置于患者胸前以维持胸部位置不变,另一只手托起患者的枕部使其头部前屈	脑膜刺激征为脑膜受刺激的表现 颈强直阳性反应表现为被动屈颈时抵抗力增强或下颌不能贴近前胸 正常膝关节可伸达 135°以上。Kernig 征阳性反应为伸膝受限,伴有疼痛和屈肌痉挛 Brudzinski 征阳性反应表现为当头部前屈时,双侧髋关节和膝关节同时屈曲

【评分标准】

见表 2-24。

表 2-24　神经系统检查评分标准

项目		考核内容	分值	得分	说明
素质要求（3 分）	仪表举止	仪表大方，举止端庄	1		
	服饰	服装、鞋帽整洁，着装符合要求	1		
	报告内容	考生报告号码及考试项目 语言流畅，态度和蔼，面带微笑	1		
操作前准备（7 分）	患者	核对患者，评估患者状况，解释该项操作的相关事项，征得患者同意使之愿意合作	2		
	环境	温、湿度适宜，安静，整洁，光线适中	1		
	用物	用物准备齐全	2		
	护士	修剪指甲、洗手、戴口罩	2		
操作过程（65 分）	脑神经	12 对脑神经检查	12		
	感觉功能	浅感觉	5		
		深感觉	5		
		复合感觉	5		
	运动功能	肌力	5		
		肌张力	5		
		不随意运动	5		
		共济运动	5		
	神经反射	浅反射	5		
		深反射	5		
		病理反射	5		
		脑膜刺激征	3		
操作后处理（10 分）	安置整理	协助患者整理衣物，取舒适体位	1		
		整理床单位和用物	1		
	洗手记录	洗手	1		
		正确记录	7		
综合评价（10 分）		程序规范，操作熟练，注意安全	3		
		沟通有效，以患者为中心，保护患者隐私，体现人文关怀	3		
		按时完成，______ min	4		
提问（5 分）			5		
总分（100 分）			100		

【测一测】

1. 患者下肢可在床上移动,但不能抬起。其肌力分级是(　　)

A. 0 级　　B. 1 级　　C. 2 级

D. 3 级　　E. 4 级

2. 属于病理反射的是(　　)

A. 跖反射　　B. 膝腱反射　　C. 桡骨膜反射

D. 巴宾斯基征　　E. 肱二头肌反射

3. 下列巴宾斯基征检查方法正确的是(　　)

A. 沿足底外侧划向前　　B. 沿足底内侧划向前

C. 沿足底中央划向前再向内侧　　D. 划足底前 1/3

E. 沿足底外侧缘划向前至小趾根部再转向内侧

4. 扑翼样震颤多见于(　　)

A. 甲状腺功能亢进症　　B. 甲状腺功能减退症

C. 自主神经功能紊乱　　D. 肝昏迷

E. 低钙血症

(王璋琳)

第三部分

心电图检查

实训一

常规心电图描记

【案例导入】

患者，男，28 岁。因“发作性心悸 3 个月”入院。责任护士通过问诊已经详细了解其健康史，现遵医嘱对其进行床旁心电图检查的操作。

问题：

1. 该患者进行心电图检查的目的是什么？
2. 心电图检查前需要掌握哪些基础知识？
3. 检查过程中有哪些注意事项？

【实训目的】

1. 掌握心电图的描记方法和心电图报告的书写格式。
2. 掌握心电图导联体系以及各导联的连接方法，具有独自操作心电图机的能力。
3. 具有良好的沟通能力，尊重、保护患者隐私的职业素养和人文关怀意识。

【护理评估】

1. 护士准备　护士衣帽整洁、修剪指甲、洗手、戴口罩。
2. 患者评估　核对，解释以取得合作，协助取合适体位。评估患者目前病情、生命体征、意识状态、用药史及家族史等。
3. 用物准备　心电图机、导联线、心电图纸、医用分规、75% 乙醇或生理盐水、治疗碗、棉签、污物盘、免洗消毒凝胶等。
4. 环境准备　安静整洁，光线充足，温度适宜，有屏风遮挡。

【操作流程】

见表 3-1。

表 3-1 心电图检查操作流程

简要流程	操作内容	说明
操作过程	1. 核对解释　再次核对患者个人信息，向患者讲解检查心电图的目的和注意事项，取得其配合	心电图为无创、无痛检查方法，为患者说明受检过程、讲解注意事项，消除其紧张情绪，避免影响检查结果
	2. 患者准备　协助患者取仰卧位，暴露电极安放部位，取下金属饰物，保持平静呼吸，避免躯体与四肢移动或接触铁床	注意为患者遮挡和保暖，避免肌肉震颤产生干扰
	3. 心电图描记　检查心电图机各导联线、电源线连接是否正常，心电图机功能是否完好，心电图纸是否足够 (1)安置肢体导联：用 75% 乙醇或生理盐水擦拭左、右腕关节及踝关节内侧 将 RA(红色)肢体导联安置于右腕，LA(黄色)肢体导联安置于左腕，LL(绿色)肢体导联安置于左踝，RL(黑色)肢体导联安置于右踝 (2)安置胸导联：用 75% 乙醇或生理盐水擦拭胸导联放置部位皮肤 V1 导联安置于胸骨右缘第 4 肋间 V2 导联安置于胸骨左缘第 4 肋间 V3 导联安置于 V2 与 V4 连线的中点 V4 导联安置于左锁骨中线第 5 肋间处 V5 导联安置于左侧腋前线与 V4 导联同一水平处 V6 导联安置于左侧腋中线与 V4 导联同一水平处 (3)描记心电图：连接地线，打开电源选择交流电 1)标准走纸速度设为 25 mm/s，标准电压设为 1 mV = 10 mm，设置自动描记 2)输入患者信息，按开始键，观察心电图基线，待平稳后按打印键开始描记 3)描记结束，取下心电图描记结果，撤去各导联电极，关闭心电图机，整理电极导联线	75% 乙醇或生理盐水擦拭电极放置部位皮肤，使皮肤与电极良好接触，增强导电性，提高检查结果的准确性 女性乳房下垂者应托起乳房，将 V3、V4、V5 电极安放在乳房下缘胸壁上，避免安置在乳房上 注意观察心电图基线，避免有干扰，待心电图图像平稳后开始描记，描记过程中患者身体要保持静止
操作后处理	1. 整理　协助患者整理好衣物	
	2. 处理用物　分类处理用物	
	3. 洗手记录　护士洗手，记录测试结果并签名	

【评分标准】

见表 3-2。

表 3-2 心电图检查评分标准

项目		考核内容	分值	得分	说明
素质要求（5 分）	仪表举止	仪表大方，举止端庄	2		
	服饰	着装规范，衣帽整齐	1		
	报告内容	考生报告号码及考试项目 语言流畅，态度和蔼	2		
操作前准备（20 分）	患者	核对患者信息，评估患者状况	4		
		解释检查目的及流程，说明检查过程中的注意事项，取得患者配合	4		
		帮助患者取下金属饰物，协助患者摆放体位，暴露手腕、脚踝及前胸部，注意保暖	4		
	环境	安静，整洁，温度适宜，有屏风遮挡	2		
	用物	用物准备齐全、准确	4		
	护士	洗手、戴口罩正确	2		
操作过程（43 分）	心电图机检查	连接电源及导联线，检查心电图机功能是否正常	3		
	安置导联	用 75% 乙醇或生理盐水棉球擦拭手腕、脚踝及胸导联电极安置部位皮肤	3		
		肢体导联电极安置顺序及位置正确	8		
		胸壁 V1 ~ V6 导联电极安置顺序及位置正确	24		
	描记心电图	在心电图机上输入患者信息，心电图机参数设置正确并等待基线平稳开始记录	3		
		记录结束，取下心电图结果，关闭电源，撤去心电图电极，整理导联线	2		
操作后处理（5 分）	安置整理	协助患者整理衣物	1		
		用物处理恰当	1		
	洗手记录	洗手	1		
		信息记录完整、准确	2		
综合评价（17 分）		操作熟练规范，关爱患者，沟通有效	2		
		检查方法正确，内容完整	3		
		心电图资料分析正确	10		
		按时完成，______ min	2		
提问（10 分）			10		
总分（100 分）			100		

【测一测】

1. 置于左锁骨中线与第 5 肋间相交处的心前区导联是(　　)

A. V1　　B. V2　　C. V3

D. V4　　E. V5

2. 下列关于心电图各导联连接法的描述错误的是(　　)

A. Ⅰ导联正极置于左手腕,负极置于右手腕

B. Ⅱ导联正极置于左脚踝,负极置于右手腕

C. Ⅲ导联正极置于右手腕,负极为中心电极

D. aVR 导联正极置于右手腕,负极为中心电极

E. aVF 导联正极置于左脚踝,负极为中心电极

3. 描记心电图时,绿色导联连接在(　　)

A. 左上肢　　B. 右上肢　　C. 左下肢

D. 右下肢　　E. 胸骨左缘第 4 肋间

(魏梦薇)

实训二

心电图的测量和正常数据

【案例导入】

患者，女，62 岁。因“高血压 10 年，气短、心悸 3 个月”入院。责任护士通过问诊已经详细了解其健康史，并遵医嘱对其进行床旁心电图检查，结果如图 3-1 所示。

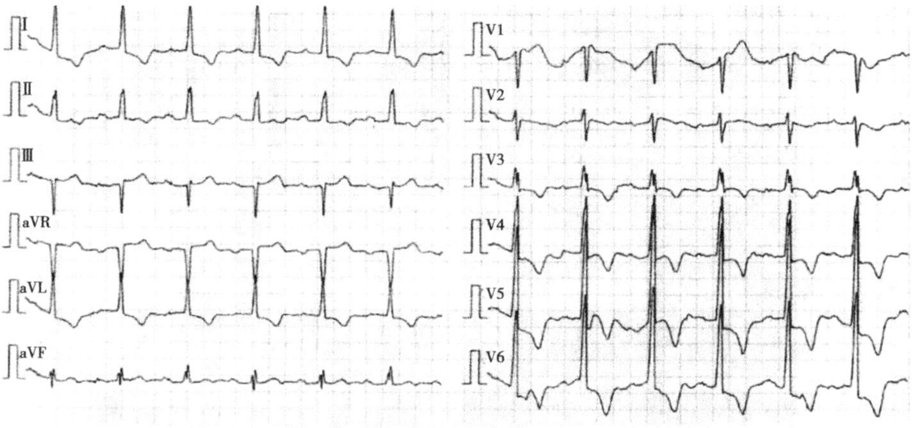

图 3-1　心电图结果

问题：

1. 该患者的心率是多少？如何计算？

2. 该患者心电图是否正常？若为异常，有哪些异常？

【实训目的】

1. 掌握心电图各波段测量的正常值并能够使用医用分规正确测量心电图各波段的值。

2. 掌握正常心电图波形特点和正常值。

3. 掌握心电轴的测定方法，能够对心电轴的偏转和钟向转位进行正确判定。

【护理评估】

1. 护士准备　衣帽整洁、修剪指甲、洗手、戴口罩。

2. 用物准备　正常心电图和心电轴偏移、心脏钟向转位的心电图若干份，医用分规。

【操作流程】

(一)心电图的测量

心电图各波段的测量见图 3-2。

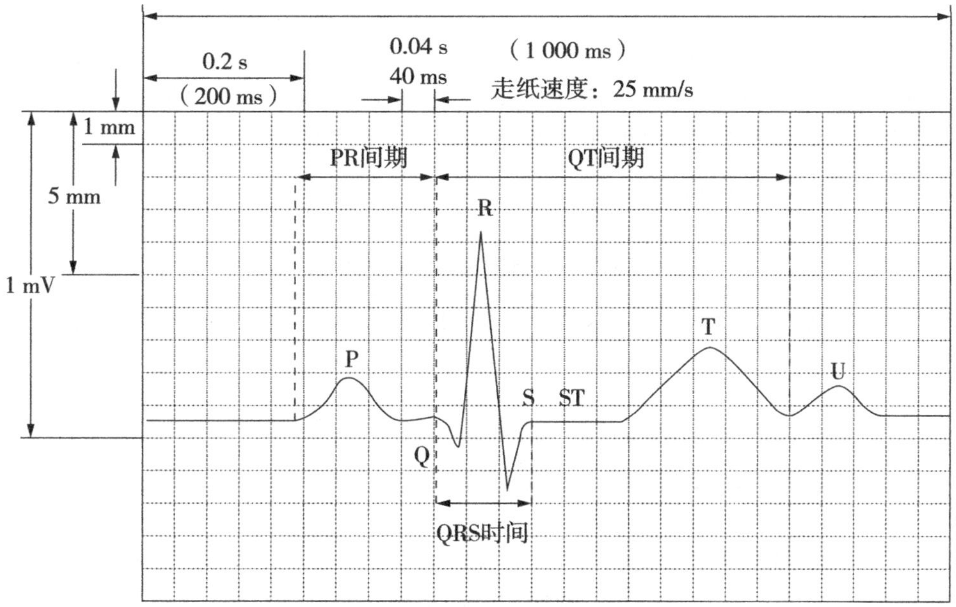

图 3-2 心电图各波段的测量

1. 心率的测量　在安静清醒的状态下,正常心率范围为 60 ~ 100 次/min。

(1)若心脏节律规整,则只需测一个 RR(或 PP)间期的秒数,心率 = 60/RR(或 PP)时间。如 RR 间距为 3 个大格(0.6 s),则心率为 60/0.6 = 100 次/min。

(2)若心脏节律不规整,一般可以先数 6 s 的心搏数,然后乘以 10 作为心率。

(3)还可采用查表法或使用专门的心率尺直接读出相应的心率。

2. 各波段振幅的测量

(1)P 波振幅测量的参考水平应以 P 波起始前的水平线为准。

(2)测量 QRS 波群 J 点、ST 段、T 波和 u 波振幅,统一采用 QRS 起始部水平线作为参考水平。如果 QRS 起始部为一斜段(例如受心房复极波影响,预激综合征等情况),则以 QRS 波起点作为测量参考点。

(3)测量正向波形的高度时,从参考水平线上缘垂直地测量到波的顶端,测量负向波形的深度时,从参考水平线下缘垂直地测量到波的底端。

3. 各波段时间的测量

(1)测量 P 波时间:从 12 导联同步记录中最早的 P 波起点测量至最晚的 P 波终点。

(2)测量 QRS 波时间:从最早 QRS 波起点测量至最晚的 QRS 波终点。

(3)PR 间期:从 12 导联同步心电图中最早的 P 波起点测量至最早的 QRS 波起点。

(4)QT 间期:从 12 导联同步心电图中最早的 QRS 波起点至最晚的 T 波终点的间距。

(5)测量各波时间应自波形起点的内缘测至波形终点的内缘。

4. 心电轴的测量　心电轴通常指的是平均 QRS 心电轴。正常心电轴的范围为 -30°～+90°；电轴位于-30°～-90°为心电轴左偏；位于+90°～+180°为心电轴右偏；位于-90°～-180°之间，定义为不确定电轴。

(1)测定方法：最常用、最简单的方法是目测Ⅰ导联和Ⅲ导联 QRS 波群的主波方向粗略估测心电轴是否发生偏移(表 3-3)。精确的测量方法是采用分别测算Ⅰ导联和Ⅲ导联的 QRS 波群振幅的代数和，然后将这两个数值分别在Ⅰ导联和Ⅲ导联上画出垂直线，求得两垂直线的交叉点。电偶中心 0 点与该交叉点相连即为心电轴，该轴与Ⅰ导联正侧的夹角即为心电轴的角度。

表 3-3　目测法判断心电轴

电轴偏移情况	Ⅰ导联的主波方向	Ⅲ导联的主波方向
电轴不偏	向上	向上
电轴左偏	向上	向下
电轴右偏	向下	向上

(2)心电轴偏移的临床意义：心电轴左偏提示可能存在左心室肥厚、左前束支传导阻滞等；心电轴右偏提示可能存在右心室肥厚、左后束支传导阻滞等；不确定电轴可以发生在正常人中(正常变异)，也可见于某些病理情况，如肺心病、冠心病、高血压等。

(3)心脏钟向转位：自心尖部朝心底部方向观察，设想心脏可循其本身长轴做顺钟向或逆钟向转位(图 3-3)。

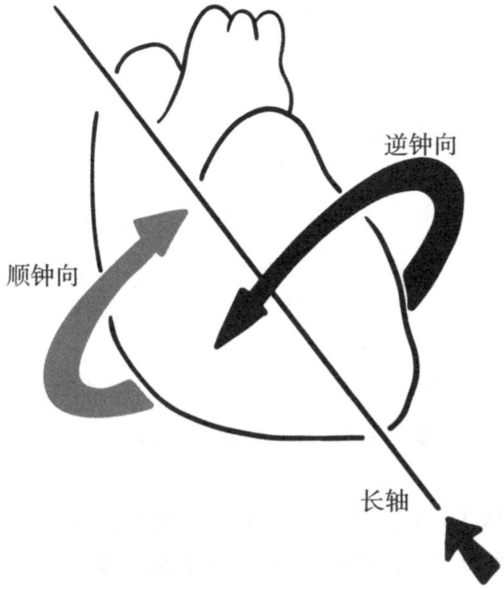

图 3-3　心脏钟向转位

心脏的钟向转位在心电图上是根据胸导联 QRS 波形来决定的。正常情况下 V1 导联对着右心室，QRS 主波的方向向下；V3 或 V4 导联 R/S＝1，为左右心室过渡区波形；V5 导联对着左心室，QRS 主波的方向向上。

1）顺钟向转位：右心室向左转到前面，左心室转到后面，正常在 V3 或 V4 导联出现的波形转向左心室方向，出现在 V5、V6 导联上。常见于右心室肥厚。

2）逆钟向转位：左心室向右转到前面，右心室转到右后面，正常在 V3 或 V4 导联出现的波形转向右心室方向，出现在 V1、V2 导联上。常见于左心室肥厚。

（二）正常心电图波形特点和正常值

见表 3-4。

表 3-4　正常心电图波形特点和正常值

波段	形态	振幅	时间
P 波	（1）在大部分导联上一般呈钝圆形 （2）Ⅰ、Ⅱ、aVF、V4～V6 导联向上，aVR 导联向下	肢体导联<0.25 mV 胸导联<0.20 mV	<0.12 s
PR 间期			0.12～0.20 s
QRS 波群	（1）胸导联：V1～V5 导联，R 波逐渐增高，但 R_{V6} 一般低于 R_{V5}；V2～V6 导联，S 波逐渐降低；V1 导联 R/S<1，V3 或 V4 导联 R/S＝1，V5 导联 R/S>1 （2）aVR 导联，主波方向向下；Ⅰ、Ⅱ导联，主波方向向上	$R_{Ⅰ}$<1.5 mV R_{aVR}<0.5 mV R_{aVL}<1.2 mV，R_{aVF}<2.0 mV R_{V1}<1.0 mV R_{V5}<2.5 mV $R_{V1}+S_{V5}$<1.2 mV $R_{V5}+S_{V1}$≤3.5 mV（女）或 0.4 mV（男）	<0.11 s 大多数为 0.06～0.10 s
ST 段	大多为一等电位线，有时也可有轻微的偏移	（1）ST 段下移≤0.05 mV （2）ST 段上移在 V1、V2 导联≤0.3 mV，V3 导联≤0.5 mV，V4～V6 导联≤ 0.1 mV	
T 波	（1）形态圆钝，双支不对称 （2）方向大多与 QRS 主波方向一致，在Ⅰ、Ⅱ、V4～V6 导联向上，aVR 导联向下	以 R 波为主的导联中，一般不应低于同导联 R 波的 1/10	
QT 间期			0.32～4.40 s

【评分标准】

分析本部分实训一操作获得的心电图资料并完成以下内容（表 3-5）。

表 3-5 报告及评分标准

姓名:__________ 性别:__________ 年龄:__________岁

心电图分析步骤	分析结果	分值	得分	说明
检查有无伪差,定准电压是否准确		2		
确定心律	窦性心律□ 异位心律□	5		
确定心率	心率:______次/min,心室率:______次/min,心房率:______次/min	6		
分析 P 波	P 波方向:Ⅰ______,Ⅱ______,aVR ______ 时间:______ s,电压:______ mV,PP 间期:______ s	6		
测量 PR 间期	PR 间期:______ s	2		
分析 QRS 波群	命名:Ⅰ______,Ⅱ______,Ⅲ______,aVR ______,aVL ______,aVF ______,V1 ______,V2 ______,V3 ______,V4 ______,V5 ______,V6 ______ V1 R/S ______ 1,V2 R/S ______ 1,V3 R/S ______ 1,V4 R/S ______ 1,V5 R/S ______ 1,V6 R/S ______ 1 时间:______ s 电压:R_{V1}______ mV,S_{V5}______ mV,R_{V5}______ mV,S_{V1}______ mV,$R_{V1}+S_{V5}$______ mV,$R_{V5}+S_{V1}$______ mV	37		
检查 ST 段有无偏移	ST 段偏移情况:__________	5		
观察 T 波	T 波改变情况:__________	5		
测量 QT 间期	QT 间期:______ s	2		
测量心电轴	心电轴:______°,偏移情况:______	10		
钟向转位情况		10		
心电图诊断结果		10		
总分(100 分)		100		

【测一测】

1. 估算心率时,若在Ⅱ导联 RR 间距均为 3 个大格,则其心率为(　　)

A. 30 次/min　B. 40 次/min　C. 60 次/min

D. 75 次/min　E. 100 次/min

2. 下列关于窦性 P 波的描述,错误的是(　　)

A. 在大部分导联呈钝圆形,可有轻度切迹

B. P 波方向在Ⅱ导联可向下

C. 波宽小于 0.12 s

D. 心率在正常范围时,成人 PR 间期为 0.12 ~0.20 s

E. P 波方向在 aVR 导联向下

3. 下列关于心电图 ST 段的描述,正确的是(　　)

A. 代表心室除极时的电位变化　　B. 上移 V1 ~ V2≤0.2 mV

C. 上移 V3≤0.3 mV　　D. 上移 V4 ~ V5≤0.1 mV

E. 下移各导联≥0.05 mV

4. 关于正常窦性心律的特点,下列哪项除外(　　)

A. PR 间期在 0.12 ~ 0.20 s

B. P 波在Ⅱ导联直立、aVR 导联倒置

C. P 波频率 60 ~ 100 次/min

D. 同一导联 PP 间期之差小于 0.12 s

E. QT 间期为 0.23 ~ 0.34 s

5. 下列关于正常心电图值哪项是错的(　　)

A. 肢体导联 P 波电压<0.25 mV　　B. PR 间期为 0.18 s

C. $R_{V1}+S_{V5}=1.5$ mV　　D. QRS 波时间为 0.10 s

E. QT 间期为 0.36 s

6. 右心房肥大在心电图中可有(　　)

A. 电轴右偏　　B. 电轴左偏　　C. 二尖瓣型 P 波

D. 肺型 P 波　　E. 病理性 Q 波

7. 在以 R 波为主的导联中,正常的 Q 波振幅不应大于同导联 R 波的(　　)

A. 1/2　　B. 1/3　　C. 1/4

D. 1/5　　E. 2/5

【知识拓展】

心电图机发明者爱因托芬

爱因托芬,荷兰生理学家。1860 年 5 月 21 日生于爪哇,1927 年 9 月 28 日卒于莱顿。1879 年进入乌得勒支大学医学院。1885 年获医学博士学位。次年,任莱顿大学生理学教授,后成为荷兰皇家科学院的成员。

1895 年爱因托芬在英国生理学家沃勒工作的基础上开始进行心脏动作电流的研究,改进了德·阿森瓦氏的镜影电流计,克服了以往仪器的缺点。

1903 年,他确定心电图的标准测量单位,即描记的影线在纵坐标上波动 1 cm,代表 1 mV 的电位差,在横坐标上移动 1 cm 为 0.4 s。使用 P、Q、R、S、T 等字母标出心电图上的各波,并选择双手与左脚安放电极板,组成 3 种标准导联(至今仍沿用)。

1912 年,他研究正常心电图的变动范围,并提出“爱因托芬三角”理论。因研究心电图机制和发明心电图描记器,获 1924 年度诺贝尔生理学或医学奖。代表作有《色差实体镜》《弦线电流计和心脏动作电流的测量》。

(魏梦薇)

第四部分

综合实训

实训一 慢性阻塞性肺疾病患者护理评估

【案例导入】

患者,男,76岁,退休干部,汉族。因"反复咳嗽、咳痰15年,活动后气促4年,加重2周"收治入院。患者15年前受凉后发热,咳嗽,咳少量白痰,进而咳脓痰,抗生素治疗后好转。此后每年发作2~3次,多于受凉后或冬、春季节发作,症状逐渐加重,未给予规律诊治。4年前感冒后再次发作,症状加重,劳累后气促,休息可缓解,日常生活不受影响,间断服用止咳、平喘药。2周前受凉后再次发作,咳嗽、咳痰、气促加重,晨间及变换体位时咳嗽明显,咳嗽声音重,无声音嘶哑、呛咳,咳黄脓痰,痰量增多,痰液黏稠,不易咳出,每天100 mL左右,无臭味。走路需减慢步速,平地步行300 m即感气促,无胸痛、咯血、盗汗等不适。本次发病后曾在家自行服用止咳、祛痰药物,名称不详,效果欠佳。入院后焦虑不安,表示对病情非常担忧。

否认冠心病、高血压及糖尿病等病史。否认药物及食物过敏史。无职业粉尘、化学物质、生物燃料、厨房熏烟等接触史。吸烟40年,每日约20支,已戒烟5年,否认饮酒史。

体格检查:T 37.1 ℃,P 78次/min,R 28次/min,BP 132/72 mmHg。身高170 cm,体重70 kg。半卧位,神志清楚。无眼睑水肿,口唇稍发绀,无颈静脉怒张。双侧胸廓对称,桶状胸。双侧呼吸运动对称,触觉语颤减弱,未触及胸膜摩擦感。双肺叩诊呈过清音,两肺呼吸音低,双肺下野可闻及细湿啰音。心前区无隆起,心尖搏动位置正常,心率78次/min,心律齐,无杂音。无压疮,双下肢无水肿。

辅助检查:血常规示血红蛋白153 g/L,红细胞计数4.8×10^{12}/L,白细胞计数11.8×10^{9}/L,中性粒细胞计数82.7%,淋巴细胞计数11.3%;肝、肾功能正常;电解质正常;动脉血气分析示pH值7.386,PaO_2 65 mmHg,$PaCO_2$ 46 mmHg,HCO_3^- 23 mmol/L,SaO_2 84%;肺功能检查示吸入支气管舒张剂后1秒率为64%,第1秒用力呼气容积占预计值百分比(FEV%)为53%;胸部X射线示两肺透亮度增加,肺纹理粗乱呈条索状;心电图检查无异常。

初步诊断:慢性阻塞性肺疾病急性加重期。

【实训目的】

1. 能够恰当运用问诊的方法和技巧对慢性阻塞性肺疾病患者进行准确的健康史采集。

2. 能够运用所学知识对慢性阻塞性肺疾病患者进行全面系统的体格检查。

3. 能够对慢性阻塞性肺疾病患者提出相关护理诊断及其相关依据。

4. 能够正确书写首次入院护理评估单。

【护理评估】

1. 护士准备　着装整洁、修剪指甲、洗手、戴口罩。
2. 患者准备　核对，解释以取得合作，协助取合适体位。
3. 用物准备　记录单、笔、模拟人等。
4. 环境准备　病室环境温暖，安静，明亮，整洁。

【操作流程】

见表4-1。

表4-1　慢性阻塞性肺疾病患者护理评估操作流程

简要流程		操作要点
自我介绍与解释沟通		“您好，我是您的责任护士××，请告诉我您的床号、姓名好吗？”“因为您刚入院，我需要收集您的病情资料，进行体格检查，以便为您提供更全面的护理，请您配合。”
问诊	一般资料	年龄、性别、民族、职业、付费方式、联系地址与电话等
	现病史	1. 咳嗽与咳痰情况 (1)咳嗽出现的时间及诱因 (2)咳嗽的规律、性质、音色、发作时间 (3)咳嗽加重或缓解的因素及发展演变特点 (4)痰液的性状、颜色、量、气味
		2. 气促情况 (1)气促出现的时间、诱因、发作规律、对日常生活的影响程度 (2)气促加重或缓解的因素及发展演变特点
		3. 伴随症状　有无身体其他不适症状，如发热、胸闷、水肿、咯血、胸痛等表现
		4. 病情的发展与演变　主要症状、体征的变化或新症状、体征的出现
		5. 本次发病的诊治和护理经过　有无采取治疗措施及其效果
	日常生活状况	饮食、大小便、睡眠、生活活动与自理情况
	既往史	既往的健康状况及患病或住院的经历
	过敏史	药物、食物或其他接触物的过敏史
	个人史	作息规律、活动等；个人烟酒嗜好，若有，需进一步评估年限、摄入量、有无戒除；职业粉尘、化学物质、生物燃料、厨房熏烟等接触史
	家族史	重点询问直系亲属有无心、肺功能不全患者

续表 4–1

简要流程		操作要点
体格检查	一般检查	生命体征（体温、脉搏、呼吸、血压）、意识状态、体位
	头颈部检查	口唇、甲床等色泽；颈静脉充盈水平，评估有无颈静脉怒张
	皮肤检查	皮肤受压情况及完整性；皮肤有无水肿，若有，指压水肿部位皮肤，观察凹陷及平复情况及水肿程度
	胸部检查	1. 视诊 （1）胸廓外形，评估有无桶状胸，肋间隙增宽、膨隆 （2）呼吸运动的类型、呼吸深度及节律
		2. 触诊 （1）胸廓扩张度，评估两侧是否对称、有无受限 （2）触觉语颤，评估两侧是否对称、有无减弱
		3. 叩诊　依次叩诊前胸、侧胸及背部 （1）评估两侧叩诊音是否对称，有无过清音 （2）肺下界及肺下界移动范围，评估有无肺下界下移
		4. 听诊　有无异常呼吸音，评估呼吸音是否对称，有无减低及干、湿啰音
	心脏检查	1. 视诊　心前区外形，心尖搏动位置
		2. 触诊　心尖搏动
		3. 听诊　心率、心律、心音，评估有无心率增快、心律不齐、心脏杂音
心理社会评估		1. 了解患者对疾病的认识程度、疾病对心理的影响 2. 了解家属及朋友对患者的关心和支持程度 3. 了解家庭对疾病花费的经济承受能力
辅助检查		1. 提出需检查血常规
		2. 提出需检查血氧饱和度、动脉血气分析
		3. 提出需检查肺功能
		4. 提出需进行肺部影像学检查，如胸部 X 射线片
		5. 提出需检查心电图
护理诊断		1. 气体交换受损　与肺部感染、分泌物过多、气道阻塞、通气不足有关
		2. 清理呼吸道无效　与呼吸道分泌物增多、黏稠有关
		3. 活动无耐力　与呼吸困难所致机体能量消耗增加和缺氧有关
		4. 焦虑　与疾病迁延、担心病情有关
		5. 潜在并发症　酸碱失衡
		6. 知识缺乏　缺乏疾病相关知识

【评分标准】

见表 4–2。

表 4-2 慢性阻塞性肺疾病患者护理评估评分标准

项目		考核内容	分值	得分	说明
素质要求（3 分）	仪表举止	仪表大方，举止端庄	1		
	服饰	服装、鞋帽整洁，着装符合要求	1		
	报告内容	考生报告号码及考试项目 语言流畅，态度和蔼，面带微笑	1		
操作前准备（7 分）	患者	核对患者，评估患者状况，征得患者同意使之愿意合作	2		
	环境	温、湿度适宜，安静，整洁，光线适中	1		
	用物	用物准备齐全	2		
	护士	修剪指甲、洗手、戴口罩	2		
操作过程（65 分）	问诊	一般资料	2		
		现病史	6		
		日常生活状况	3		
		既往史	3		
		过敏史	2		
		个人史	3		
		家族史	2		
	体格检查	一般状态检查	5		
		头颈部检查	4		
		皮肤检查	4		
		胸部检查	14		
		心脏检查	8		
	心理社会评估	心理状况、社会支持状况	3		
	辅助检查	血常规、血氧饱和度、动脉血气分析、肺功能检查、胸部 X 射线片、心电图检查	3		
	护理诊断	气体交换受损、清理呼吸道无效、活动无耐力	3		
操作后处理（10 分）	安置整理	协助患者整理衣物，取舒适体位	1		
		整理床单位和用物	1		
	洗手记录	洗手	1		
		正确记录	7		
综合评价（10 分）		程序规范，操作熟练，注意安全	3		
		沟通有效，以患者为中心，态度和蔼，体现人文关怀	3		
		按时完成，______ min	4		
提问（5 分）			5		
总分（100 分）			100		

（魏梦薇）

实训二

乳腺癌患者护理评估

【案例导入】

患者,女,50 岁,务农,汉族。因"左乳肿块伴左乳头回缩 4 d"入院。患者 4 d 前洗澡时无意中触到左乳肿块,位于左侧外上象限,不伴有乳房疼痛,双乳头无溢液,左侧乳头凹陷,右侧乳头无凹陷,皮肤无红肿,自觉身体无其他不适。流行病学暴露史未见异常。患病以来,精神较紧张,对肿块及乳头凹陷造成的乳房外形改变担忧,希望详细了解病情。饮食及大小便均正常,体重无明显变化。

患者平素体健,否认高血压病、糖尿病、心血管疾病、脑血管疾病;否认肝炎、结核、疟疾病史;否认乳腺疾病等病史;4 年前因"胆囊结石"行"胆囊切除术",否认外伤史。否认输血史、献血史。否认食物、药物过敏史。否认烟酒嗜好。预防接种史随社会。否认疫区、疫情、疫水接触史;否认化学性物质、放射性物质、有毒物质接触史;否认吸毒史;否认冶游史。23 岁结婚,爱人体健,夫妻关系和睦,孕 2 产 2 流 0,足月顺产 2 女,均体健。无产后大出血及产褥期感染史,母乳喂养,双侧哺乳。月经:13 岁$\frac{4\sim6\ \text{d}}{20\sim30\ \text{d}}$47 岁,量中等,颜色正常,无明显凝血块,无痛经,白带无明显异常。双亲 30 余年前去世(具体原因不详),1 弟 1 兄 4 姐,均体健,否认家族遗传及传染病史,家族中无类似病史。

体格检查:双侧乳房对称,皮肤无红肿,未见"橘皮样"改变,左侧乳头凹陷,右侧乳头无凹陷,双乳头无溢液。左乳头旁 2 ~ 3 点钟可触及一肿块,约 14 mm×14 mm 大小,质硬,边界欠清,活动度差,右乳未触及肿块,双侧腋窝、锁骨上区、颈部未触及肿大淋巴结。

辅助检查:乳腺 X 射线(钼靶)检查示左乳腺体实质密度不均匀,左乳外上象限 14.2 mm×14.3 mm 结节影,病灶边界欠清;乳腺超声检查示左乳 3 ~ 4 点可见 14.2 mm×14.3 mm 低回声,边界不清,形态不规则,边缘毛刺。

初步诊断:左侧乳腺癌。

【实训目的】

1. 能够恰当运用问诊的方法和技巧对乳腺癌患者进行准确的健康史采集。
2. 能够正确熟练地对乳腺癌患者进行全面系统的体格检查。
3. 能够对乳腺癌患者全面准确地提出相关护理诊断及其相关依据。
4. 能够正确书写首次入院护理评估单。

【护理评估】

1. 护士准备　着装整洁、修剪指甲、洗手、戴口罩。
2. 患者准备　核对,解释以取得合作,协助取合适体位。

3. 用物准备　记录单、笔、模拟人等。

4. 环境准备　病室环境温暖，安静，明亮，整洁。

【操作流程】

见表 4–3。

表 4–3　乳腺癌患者护理评估操作流程

简要流程		操作要点
自我介绍与解释沟通		“您好，我是您的责任护士××，请告诉我您的床号、姓名好吗？”“因为您刚入院，我需要收集您的病情资料，进行体格检查，以便为您提供更全面的护理，请您配合。”
问诊	一般资料	年龄、性别、民族、职业和婚姻等
	现病史	1. 肿块情况 (1)乳腺肿块出现的时间 (2)乳腺肿块出现与月经周期的关系 (3)肿块的部位、质地 (4)肿块的疼痛情况 (5)乳头回缩出现的时间
		2. 伴随症状　有无身体其他不适症状，如胸痛、气促、骨痛、肝大、黄疸等转移表现
		3. 病情的发展与演变　主要症状、体征的变化或新症状、体征的出现
		4. 本次发病的诊治和护理经过　有无采取治疗措施及效果
	日常生活状况	饮食、大小便、睡眠、生活活动与自理情况、个人嗜好(烟、酒等)
	既往史	既往的健康状况及患病或住院的经历，既往是否有乳腺疾病
	过敏史	药物、食物或其他接触物的过敏史
	个人史	出生及成长状况、月经史、婚育史、哺乳史
	家族史	重点询问直系亲属有无乳腺癌或其他肿瘤病史
体格检查	一般检查	生命体征(体温、脉搏、呼吸、血压)、营养状态
	乳房检查	1. 乳房视诊 (1)对称性：两侧乳房大小、形状、位置是否对称 (2)乳房皮肤：观察患者乳房皮肤有无红肿、溃疡、皮疹、瘢痕和色素沉着等 (3)乳头：观察患者两侧乳头大小、位置，两侧是否对称，有无内陷与分泌物 (4)腋窝和锁骨上窝：观察双侧腋窝和锁骨上窝有无红肿、溃疡、瘢痕和肿块

续表 4-3

简要流程		操作要点
体格检查	乳房检查	2. 乳房触诊 (1)体位:患者取坐位或仰卧位 (2)检查顺序:先健侧后患侧。自外上象限开始,然后沿外下、内下、内上象限检查 (3)触诊乳房硬度和弹性,有无压痛和包块 (4)触诊乳房包块,触及包块应评估其部位、大小、外形、数目、硬度、有无压痛及活动度 (5)触诊乳头有无硬结、弹性消失和分泌物 (6)触诊腋窝、锁骨上窝及颈部淋巴结有无肿大或异常
心理社会评估		1. 了解患者对疾病的认识程度、对手术有何顾虑和思想负担
		2. 了解家属及朋友对患者的关心和支持程度
		3. 了解家庭对手术花费的经济承受能力
辅助检查		1. 乳腺 X 射线检查
		2. 乳腺超声检查
		3. 病理检查
护理诊断		1. 焦虑　与患者对癌症的恐惧、担心预后有关
		2. 身体意象紊乱　与左乳头回缩有关
		3. 知识缺乏　缺乏疾病相关知识

【评分标准】

见表 4-4。

表 4-4　乳腺癌患者护理评估评分标准

项目		考核内容	分值	得分	说明
素质要求(3分)	仪表举止	仪表大方,举止端庄	1		
	服饰	服装、鞋帽整洁,着装符合要求	1		
	报告内容	考生报告号码及考试项目 语言流畅,态度和蔼,面带微笑	1		
操作前准备(7分)	患者	核对患者,评估患者状况,征得患者同意使之愿意合作	2		
	环境	温、湿度适宜,安静,整洁,光线适中	1		
	用物	用物准备齐全	2		
	护士	修剪指甲、洗手、戴口罩	2		

续表 4-4

项目		考核内容	分值	得分	说明
操作过程（65 分）	问诊	一般资料	3		
		现病史	3		
		日常生活状况	3		
		既往史	3		
		过敏史	3		
		个人史	3		
		家族史	3		
	体格检查	一般检查	3		
		乳房视诊	12		
		乳房触诊	20		
	心理社会评估	心理状况、社会支持状况	3		
	辅助检查	乳腺 X 射线检查、乳腺超声检查、病理检查	3		
	护理诊断	焦虑、身体意象紊乱、知识缺乏	3		
操作后处理（10 分）	安置整理	协助患者整理衣物，取舒适体位	1		
		整理床单位和用物	1		
	洗手记录	洗手	1		
		正确记录	7		
综合评价（10 分）		程序规范，操作熟练，注意安全	3		
		沟通有效，以患者为中心，态度和蔼，体现人文关怀	3		
		按时完成，______ min	4		
提问（5 分）			5		
总分（100 分）			100		

（王璋琳）

实训三

心力衰竭患者护理评估

【案例导入】

患者,男,63岁,农民。因"头晕15年,发作性胸闷、喘息1年,加重伴双下肢水肿3 d"入院。患者15年前因发作性头晕就诊当地医院,测血压180/96 mmHg,诊断为"高血压"。不规律服用左旋氨氯地平治疗,血压波动在(140~190)/(76~100) mmHg,日常活动不受限,后未常规体检。1年来反复出现胸闷、喘息,多于劳累、受凉后发作。3 d前受凉后"感冒",胸闷、喘息加重,不能平卧,伴双下肢水肿,咳白色浆液性泡沫痰,自服"感冒药"症状未缓解,为进一步诊治来院。患者平时饮食喜咸,发病以来食欲减退,睡眠差,夜间不能平卧,常憋醒。大便正常,尿量减少。体重无明显变化。

患者平素体健,否认糖尿病,冠心病,肝、肾疾病及传染病等病史,自诉无外伤、手术、输血史。否认药物、食物过敏史。吸烟35年,15支/d,已戒烟2年。其父亲10年前去世(原因不详),母亲5年前因脑出血去世,大姐患高血压,一弟体健。

查体:T 37.4 ℃,P 96次/min,R 24次/min,BP 170/100 mmHg,身高173 cm,体重75 kg。神志清楚,半卧位,口唇发绀,甲状腺无肿大,浅表淋巴结未触及肿大。双侧颈静脉怒张,双下肺可闻及弥漫性湿啰音。心前区无隆起,心尖搏动点位于第6肋间左锁骨中线外侧1.0 cm。心率96次/min,律齐,心尖部可闻及2/6级收缩期吹风样杂音。腹平软,无压痛,肝、脾肋下未触及。双下肢中度凹陷性水肿。

辅助检查:实验室检查示白细胞计数 8.0×10^9/L,血红蛋白120 g/L,血钾3.7 mmol/L,血钠140.2 mmol/L,脑利尿钠肽(BNP)1 412.46 pg/mL,肝肾功能无异常;血气分析示pH值7.38,PO_2 65 mmHg,PCO_2 46 mmHg;心电图检查示窦性心律,$R_{V5}+S_{V1}=4.5$ mV,左室高电压;胸部X射线片示两肺纹理增多,心影增大;超声心动图示全心增大,二尖瓣少量反流,射血分数(EF)32%。

初步诊断:心力衰竭;高血压3级　很高危

【实训目的】

1. 能够恰当运用问诊的方法和技巧对心力衰竭患者进行健康史采集。
2. 能够正确熟练地对心力衰竭患者进行全面系统的体格检查。
3. 能够对心力衰竭患者做出全面准确的护理诊断并提出相关依据。
4. 能够正确书写首次入院护理评估单。

【护理评估】

1. 护士准备　着装整洁、修剪指甲、洗手、戴口罩。
2. 患者准备　核对,解释以取得合作,协助取合适体位。

3. 用物准备　听诊器、血压计、记录单、笔、模拟人等。

4. 环境准备　病室环境温暖，安静，明亮，整洁。

【操作流程】

见表4-5。

表4-5　心力衰竭患者护理评估操作流程

简要流程		操作要点
自我介绍与解释沟通		“您好，我是您的责任护士××，请告诉我您的床号、姓名好吗？”“因为您刚入院，我需要收集您的病情资料，进行体格检查，以便为您提供更全面的护理，请您配合。”
问诊	一般资料	年龄、性别、民族、职业和婚姻等
	现病史	1. 主要症状特点 （1）胸闷、喘息 1）胸闷、喘息出现的时间 2）发作有无诱因 3）发作有无季节性、规律性 4）胸闷、喘息发作持续的时间、发作的频率 5）加重和（或）缓解的因素 （2）水肿 1）水肿最早出现的时间、部位，发生的缓急、程度 2）是否凹陷性，是否对称性，水肿的范围 3）持续性还是间断性，加重和（或）缓解的因素
		2. 伴随症状 （1）有无身体其他不适症状，如头晕、心悸、胸痛、意识障碍、咳嗽、咳痰、咯血等表现 （2）伴随症状的特点
		3. 病情的发展与演变　主要症状、体征的变化或新症状、体征的出现
		4. 本次发病的诊治和护理经过　做过什么检查和治疗，结果和疗效如何
	日常生活状况	饮食、大小便、睡眠、体重变化、生活活动与自理情况
	既往史	既往的健康状况及患病、输血、住院的经历
	过敏史	药物、食物或其他接触物的过敏史
	个人史	作息习惯及饮食偏好情况；个人嗜好，若有，需进一步评估年限、摄入量、有无戒除
	家族史	重点询问直系亲属有无高血压、冠心病、脑血管疾病等相关病史

续表 4-5

简要流程		操作要点
体格检查	一般检查	生命体征(体温、脉搏、呼吸、血压)、意识状态、体位、面容、营养状况
	皮肤检查	皮肤受压情况及完整性;皮肤有无水肿,若有,指压水肿部位皮肤,观察凹陷和平复情况及水肿程度
	头颈部检查	口唇、甲床等色泽;颈静脉充盈水平,评估有无颈静脉怒张
	肺部检查	1. 视诊　呼吸运动的类型、呼吸深度及节律 2. 听诊　呼吸音是否清晰,是否对称,有无增强或减低,有无干、湿啰音,有无喘鸣音
	心脏检查	1. 视诊　心前区有无隆起,心尖搏动的位置 2. 触诊　心尖搏动位置,心前区有无震颤,各瓣膜区有无震颤,有无心包摩擦感 3. 叩诊　心界有无增大 4. 听诊　心率、心律是否整齐,心音有无增强减弱,有无心脏杂音及心包摩擦音
	腹部检查	视诊有无腹部膨隆;触诊有无腹部包块,有无肝、脾肿大
心理社会评估		1. 了解患者对疾病的认识程度、疾病对心理的影响
		2. 了解家属及朋友对患者的关心和支持程度
		3. 了解家庭对疾病花费的经济承受能力
辅助检查		1. 血常规、血气分析、血氧饱和度、电解质、脑利尿钠肽、肝功能、肾功能
		2. 超声心动图、心电图、胸部 X 射线检查
护理诊断		1. 气体交换受损　与肺循环淤血有关
		2. 活动无耐力　与心排量下降有关
		3. 体液过多　与液体潴留、尿量减少有关
		4. 潜在并发症　酸碱失衡、呼吸衰竭
		5. 知识缺乏　缺乏疾病相关知识

【评分标准】

见表 4-6。

表 4-6　心力衰竭患者护理评估评分标准

项目		考核内容	分值	得分	说明
素质要求(3 分)	仪表举止	仪表大方,举止端庄	1		
	服饰	服装、鞋帽整洁,着装符合要求	1		
	报告内容	考生报告号码及考试项目 语言流畅,态度和蔼,面带微笑	1		

续表 4-6

项目		考核内容	分值	得分	说明
操作前准备（7 分）	患者	核对患者，评估患者状况，征得患者同意使之愿意合作	2		
	环境	温、湿度适宜，安静，整洁，光线适中	1		
	用物	用物准备齐全	2		
	护士	修剪指甲、洗手、戴口罩	2		
操作过程（65 分）	问诊	一般资料	3		
		现病史	6		
		日常生活状况	3		
		既往史	4		
		过敏史	3		
		个人史	3		
		家族史	3		
	体格检查	一般检查	3		
		皮肤检查	3		
		头颈部检查	5		
		肺部检查	5		
		心脏检查	10		
		腹部检查	5		
	心理社会评估	心理状况、社会支持状况	3		
	辅助检查	血常规、血气分析、血氧饱和度、电解质、脑利尿钠肽、肝功能、肾功能、超声心动图、心电图、胸部 X 射线检查	3		
	护理诊断	焦虑、活动无耐力、气体交换受损、体液过多、知识缺乏	3		
操作后处理（10 分）	安置整理	协助患者整理衣物，取舒适体位	1		
		整理床单位和用物	1		
	洗手记录	洗手	1		
		正确记录	7		
综合评价（10 分）		程序规范，操作熟练，注意安全	3		
		沟通有效，以患者为中心，态度和蔼，体现人文关怀	3		
		按时完成，______ min	4		
提问（5 分）			5		
总分（100 分）			100		

（魏梦薇）

实训四

肝硬化患者护理评估

【案例导入】

患者,男,47 岁,工人。因"乏力、腹胀 1 年,双下肢水肿 2 个月,加重伴发热 2 d"入院。患者 1 年前无明显诱因出现乏力、腹胀,进食后加重,伴食欲减退,常有牙龈出血及鼻衄,无腹痛、呕吐、黑便。尚能坚持工作,未进行诊治。近 2 个月来逐渐出现腹部明显隆起、尿量减少、双下肢水肿。2 d 前腹胀加重,伴发热,体温 37.8 ~38.6 ℃,偶有腹部隐痛,遂来院就诊。发病以来食欲减退,睡眠及精神欠佳,尿量每日约 500 mL,尿色黄,大便可,体重无明显变化。

否认慢性胃病病史,否认结核病等其他传染病病史,否认高血压、心脏病、糖尿病等慢性病病史,无手术及外伤、输血史,无长期服药史,否认血吸虫疫区居住史。吸烟25 年,20 支/d,偶饮酒。父亲患高血压,母亲体健,1 弟 1 妹均体健。

查体:T 38 ℃,P 105 次/min,R 18 次/min,BP 100/70 mmHg。发育正常,身高 173 cm,体重 55 kg,慢性病容,神志清楚,查体合作,皮肤巩膜黄染,颈静脉充盈,浅表淋巴结未触及肿大,胸部可见 5 个蜘蛛痣。双肺呼吸音无异常。心率 105 次/min,律齐,各瓣膜听诊区未闻及杂音。腹部膨隆,腹围 104 cm,腹壁静脉无明显曲张,腹肌稍紧张,全腹压痛(+),轻度反跳痛,肝肋下未触及,脾肋下 3 cm,移动性浊音(+),液波震颤(+),肠鸣音减弱。双下肢中度凹陷性水肿。

辅助检查:血常规示白红蛋白 110 g/L,红细胞计数 3.5×10^{12}/L,白细胞计数 11.5×10^{9}/L,中性粒细胞百分比 85%,血小板计数 55×10^{9}/L;肝功能示总胆红素 39 μmol//L,直接胆红素 23 μmol/L,白蛋白 30 g/L,球蛋白 36 g/L,谷丙转氨酶 38 U/L,谷草转氨酶 28 U/L;凝血酶原时间 16.5 s(对照 13 s);乙肝表面抗原(+);甲胎蛋白(AFP)18 ng/mL;粪常规示镜检(-),隐血试验(-)。

初步诊断:乙肝肝硬化失代偿期;自发性细菌性腹膜炎;脾功能亢进

【实训目的】

1. 能够恰当运用问诊的方法和技巧对肝硬化患者进行健康史采集。
2. 能够正确熟练地对肝硬化患者进行全面系统的体格检查。
3. 能够对肝硬化患者做出全面准确的护理诊断并提出相关依据。
4. 能够正确书写首次入院护理评估单。

【护理评估】

1. 护士准备　着装整洁、修剪指甲、洗手、戴口罩。
2. 患者准备　核对,解释以取得合作,协助取合适体位。

3. 用物准备　听诊器、血压计、记录单、笔、模拟人等。

4. 环境准备　病室环境温暖，安静，明亮，整洁。

【操作流程】

见表 4-7。

表 4-7　肝硬化患者护理评估操作流程

简要流程		操作要点
自我介绍与解释沟通		“您好，我是您的责任护士××，请告诉我您的床号、姓名好吗？”“因为您刚入院，我需要收集您的病情资料，进行体格检查，以便为您提供更全面的护理，请您配合。”
问诊	一般资料	年龄、性别、民族、职业和婚姻等
	现病史	1. 主要症状特点 (1)乏力：出现的时间、程度，有无规律性 (2)腹胀： 1)出现的时间，有无诱因，起病的缓急 2)部位、程度，与进食、排便的关系，加重和(或)缓解的因素 (3)发热：出现的时间、程度、热型，有无寒战 (4)水肿： 1)水肿最早出现的时间、部位，发生的缓急、程度 2)是否为凹陷性，是否对称，水肿的范围 3)持续性还是间断性，加重和(或)缓解的因素
		2. 伴随症状 (1)有无身体其他不适症状，如出血、腹痛、呕吐、黑便、头晕、意识障碍、呕血、精神行为异常等表现 (2)伴随症状的特点
		3. 病情的发展与演变　主要症状、体征的变化或新症状、体征的出现
		4. 本次发病的诊治和护理经过　做过什么检查和治疗，结果和疗效如何
	日常生活状况	饮食、大小便、睡眠、体重变化、生活活动与自理情况
	既往史	既往的健康状况及患病、输血、住院的经历
	过敏史	药物、食物或其他接触物的过敏史
	个人史	作息习惯及饮食偏好情况；个人嗜好，若有，需进一步评估年限、摄入量、有无戒除。有无疫区居住活动史
	家族史	重点询问直系亲属有无肝病等相关病史

续表 4-7

简要流程		操作要点
体格检查	一般检查	生命体征(体温、脉搏、呼吸、血压)、意识状态、体位、面容、营养状况
	皮肤检查	皮肤受压情况及完整性;皮肤有无水肿,若有,指压水肿部位皮肤,观察凹陷和平复情况及水肿程度
	头颈部检查	口唇、甲床等色泽;颈静脉充盈水平,评估有无颈静脉怒张
	肺部检查	呼吸音是否清晰,是否对称,有无增强或减低,有无干、湿啰音
	心脏检查	听诊心率、心律、心音、心脏杂音
	腹部检查	(患者仰卧屈膝位) 1. 视诊 (1)腹部有无隆起或凹陷 (2)呼吸运动有无减弱或增强 (3)有无腹壁静脉曲张(若有静脉曲张,需判断曲张静脉的血流方向) (4)有无胃肠型和蠕动波 2. 触诊 (1)腹肌紧张度、压痛、反跳痛,有无腹部包块 (2)有无肝、脾肿大(若有,需描述大小、质地、有无压痛、表面是否光滑),有无肝-颈静脉回流征 3. 叩诊　移动性浊音、液波震颤 4. 听诊　肠鸣音
心理社会评估		1. 了解患者对疾病的认识程度、疾病对心理的影响
		2. 了解家属及朋友对患者的关心和支持程度
		3. 了解家庭对疾病花费的经济承受能力
辅助检查		1. 血常规、腹水生化、腹水培养+药敏试验、乙肝五项、肝功能、血氨、甲胎蛋白、粪检
		2. 肝脏彩超、腹部 CT
护理诊断		1. 营养失调　与肝功能减退引起的消化吸收不良和门静脉高压引起的白蛋白减少有关
		2. 体液过多　与肝功能减退、门静脉高压引起的水钠潴留有关
		3. 潜在并发症　肝性脑病、电解质及酸碱平衡紊乱
		4. 焦虑　与疾病迁延、担心病情有关
		5. 知识缺乏　缺乏疾病相关知识

【评分标准】

见表 4-8。

表 4–8 肝硬化患者护理评估评分标准

项目		考核内容	分值	得分	说明
素质要求（3 分）	仪表举止	仪表大方，举止端庄	1		
	服饰	服装、鞋帽整洁，着装符合要求	1		
	报告内容	考生报告号码及考试项目 语言流畅，态度和蔼，面带微笑	1		
操作前准备（7 分）	患者	核对患者，评估患者状况，征得患者同意使之愿意合作	2		
	环境	温、湿度适宜，安静，整洁，光线适中	1		
	用物	用物准备齐全	2		
	护士	修剪指甲、洗手、戴口罩	2		
操作过程（65 分）	问诊	一般资料	3		
		现病史	6		
		日常生活状况	3		
		既往史	4		
		过敏史	3		
		个人史	3		
		家族史	3		
	体格检查	一般检查	3		
		皮肤检查	3		
		头颈部检查	5		
		肺部检查	3		
		心脏检查	5		
		腹部检查	12		
	心理社会评估	心理状况、社会支持状况	3		
	辅助检查	血常规、腹水生化、腹水培养+药敏试验、乙肝五项、肝功能、血氨、甲胎蛋白、粪检、肝脏彩超、腹部 CT	3		
	护理诊断	营养失调、体液过多、焦虑、知识缺乏	3		
操作后处理（10 分）	安置整理	协助患者整理衣物，取舒适体位	1		
		整理床单位和用物	1		
	洗手记录	洗手	1		
		正确记录	7		

续表 4-8

项目	考核内容	分值	得分	说明
综合评价(10 分)	程序规范,操作熟练,注意安全	3		
	沟通有效,以患者为中心,态度和蔼,体现人文关怀	3		
	按时完成,______ min	4		
提问(5 分)		5		
总分(100 分)		100		

(魏梦薇)

参考答案

第一部分　健康史采集与常见症状问诊

实训一　健康史采集

1. A　2. A　3. E　4. C　5. C

实训二　发热问诊

1. A　2. D　3. A

实训三　水肿问诊

1. C　2. E

实训四　呼吸困难问诊

1. B　2. D

实训五　咳嗽与咳痰问诊

1. E　2. A　3. D　4. E

实训六　咯血问诊

1. E　2. B　3. E

实训七　呕血与黑便问诊

1. D　2. B

实训八　腹泻问诊

1. D　2. E

实训九　黄疸问诊

1. C　2. A

实训十　意识障碍问诊

1. C　2. C

第二部分　体格检查

实训一　一般检查

1. C　2. C　3. D　4. B　5. D

实训二　头部检查

1. D　2. C　3. B　4. D　5. B

实训三　颈部检查

1. D　2. E　3. C　4. E

实训四　胸廓与肺脏检查

1.C　2.D　3.C　4.C　5.B　6.D

实训五　乳房检查

1.B　2.C　3.C

实训六　心脏与血管检查

1.C　2.A　3.B　4.D　5.C　6.D　7.A　8.C

实训七　腹部检查

1.A　2.C　3.C　4.E　5.A　6.E

实训八　肛门、直肠与男性生殖器检查

1.B　2.E　3.E

实训九　脊柱、四肢与关节检查

1.E　2.A　3.C　4.C

实训十　神经系统检查

1.C　2.D　3.E　4.D

第三部分　心电图检查

实训一　常规心电图描记

1.D　2.C　3.C

实训二　心电图的测量和正常数据

1.E　2.B　3.D　4.E　5.C　6.A　7.C

参考文献

[1]徐江华,王宁.健康评估实训教程[M].北京:科学出版社,2021.

[2]孙玉梅,张立力.健康评估[M].4版.北京:人民卫生出版社,2017.

[3]尤黎明,吴瑛.内科护理学[M].6版.北京:人民卫生出版社,2017.

[4]孙玉梅,张立力,张彩虹.健康评估[M].5版.北京:人民卫生出版社,2021.

[5]曾德建,丁淑贞.健康评估实训指导[M].北京:科学出版社,2017.

[6]徐江华,王宁,程利.健康评估实训教程[M].北京:科学出版社,2018.

[7]柏亚妹,徐桂华.中西医护理综合能力OSCE考核指导[M].北京:中国中医药出版社,2018.

[8]万学红,卢雪峰.诊断学[M].9版.北京:人民卫生出版社,2018.

[9]柳俊,王莺.明明白白心电图[M].4版.广州:广东科技出版社,2013.

[10]单岩,李转珍.健康评估[M].郑州:郑州大学出版社,2017.

[11]童晓云.健康评估实训[M].南京:东南大学出版社,2014.

[12]杨志林.健康评估习题与题解[M].长沙:中南大学出版社,2016.

[13]黄珊珊,王齐.健康评估实训与学习指导[M].北京:中国医药科技出版社,2020.

[14]陈宽林.健康评估实训指导[M].南京:江苏凤凰科学技术出版社,2021.

[15]王秀华,丁萍.健康评估实训指导[M].北京:中国医药科技出版社,2017.

[16]牛继平,赵琼.健康评估实训及学习指导[M].北京:人民卫生出版社,2021.